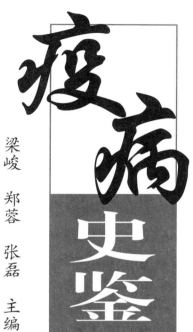

疫病史鉴

梁峻 郑蓉 张磊 主编

U0314636

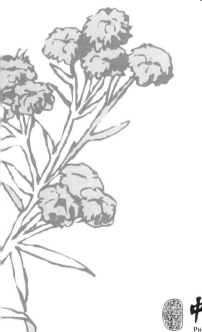

中医古籍出版社

Publishing House of Ancient Chinese Medical Books

图书在版编目（CIP）数据

疫病史鉴 / 梁峻，郑蓉，张磊主编 .—北京：中医古籍出版社，2020.3
ISBN 978-7-5152-2124-3

Ⅰ . ①疫… Ⅱ . ①梁… ②郑… ③张… Ⅲ . ①瘟疫－医学史－中国
Ⅳ . ① R254.3-092

中国版本图书馆 CIP 数据核字（2020）第 032272 号

疫病史鉴

梁　峻　郑　蓉　张　磊　主编

责任编辑　贾萧荣
封面设计　韩博玥
出版发行　中医古籍出版社
社　　址　北京市东城区东直门内南小街 16 号（100700）
电　　话　010-64089446（总编室）010-64002949（发行部）
网　　址　www.zhongyiguji.com.cn
印　　刷　北京市泰锐印刷有限责任公司
开　　本　710mm×1000mm　1/16
印　　张　11.25
字　　数　170 千字
版　　次　2020 年 3 月第 1 版　2020 年 3 月第 1 次印刷
书　　号　ISBN 978-7-5152-2124-3
定　　价　48.00 元

疫病史鉴

主　　编　梁　峻　郑　蓉　张　磊

编写人员（按姓氏笔画排序）

王　梅　　王光涛　　刘学春

刘　聪　　闫晓宇　　余永燕

张大庆　　张志斌　　张　磊

郑　蓉　　孟庆云　　梁　峻

颜宜葳

前　言

　　以史为鉴，应对当前，服务社会未来，是史学的责任和担当。医史学是史学和医学的交叉学科，既有史学责任，也有医学担当。卫生防疫是医药卫生事业的重要组成部分，应对疫情，既没有国界，也没有局外人。

　　2003 年，我社曾出版《中国疫病史鉴》一书，当时我是责编，也是其中部分内容的撰写者。当前，面临新冠病毒肺炎流行，有不少读者再次咨询此书，意欲购买，其中不乏中医药领域的专家。为此我积极联系了《中国疫病史鉴》的主要执笔者中国中医科学院中国医史文献研究所前负责人梁峻研究员，经过调研与讨论，我们认为原书再版不如重编更有针对性。鉴于这种考虑，该书增写了"新冠病毒肺炎"一节以彰显现实意义。同时增加了莱姆病、黑热病、登革热、血吸虫病、中东呼吸综合征等相关内容，以期提供更丰富的疫病资料，个别篇目适当修订增删。另外，把下篇改为"防疫史籍"，提供原始指引。观点不变的篇目，原文下保留作者姓名并列为编写人员。

　　由于时间仓促，人力有限，本作不足之处在所难免，但其目的是抛砖引玉，希冀能对抗击疫病有所裨益。

郑　蓉

庚子初春于北京

序 言

　　庚子年春节前后新冠病毒肺炎暴发流行，中年人自然回忆起2003年暴发的"非典"（SARS），老人或医护人员会联想到更早的天花、鼠疫、霍乱等。怎么表达这种实态？用《说文》的解释"疫，民皆疾也"较为精准。《内经》描述为"五疫之至，皆相染易，无问大小，病状相似"。若问其产生原因，简单地说，疫就是人类与自然相互作用的结果，与人类演进相伴随，甲骨文中的"疾年"所反映的就是这种情况。

　　历史上，人类应对疫情曾创造出隔离、检测诊断、对症治疗、支持疗法、疫苗预防等智慧和具体方案、方药，屠呦呦老师发现青蒿素，控制了疟疾就是很好的例证。众多科学发现，不仅挽救了许多生命，同时也带动了微生物学、病毒学、免疫学等一大批学科的发展。抚今追昔，人类抗疫实践证明：（1）卫生防疫无国界，没有局外人；（2）公共卫生在国家乃至全球安全战略中占有重要地位；（3）中国特色社会主义能彰显卫生防疫的制度优势；（4）中国传统医药学在卫生防疫中潜力巨大；（5）卫生防疫是人文社会医学的重要内容。

　　应对疫情，中医学至少要提五件事。第一件是"岐黄答问"形成《黄帝内经》，强调抗疫要增强自信，要重视预测。第二件是张仲景家族200多人，自建安纪年以来，因疫而亡三分之二，因此编撰出《伤寒杂病论》，构建六经辨证体系。第三件是魏晋南北朝，葛洪编撰《肘后备急方》，以单验方对症治疗；而谢士泰等构建"皮、肉、筋、骨、脉、髓"辨证体系。第四件是明末吴有性提出"戾气"说，清代叶天士、吴鞠通等医家创"卫气营血"和"三焦"辨证体系。这些重大事例说明，中医多在应对疫情时创新发展，应光大其优势。

前事不忘，后事之师。以史为鉴，服务现实，资鉴未来，是医史文献工作导向。疫情是国难，国难出英雄。值《疫病史鉴》重编付梓之际，谨向抗疫英烈哀悼，向所有一线战士致敬，是为序！

梁　峻

庚子初春于北京

目　录

上篇　疫病例说

中篇　疫病史鉴

下篇　疫病史籍

目录

上篇 疫病例说

一、鼠疫的危害

人类与疫病的斗争经过了漫长岁月。先从地球的另一边说起，安东尼瘟疫前后，疫病流行的记载在地中海世界其实是史不绝书。另一次规模足够惊人的疫病大流行暴发于541年查士丁尼大帝在位的时代，它是一场淋巴腺鼠疫，最初起源于中东，流行中心在近东地中海沿岸。542年，经埃及南部塞得港沿陆海商路传至北非、欧洲，几乎殃及当时这一地区所有国家。这次流行持续了五六十年，并且在不下二百年的时间里反复暴发，极流行期每天死亡万人，死亡总数近一亿人。疫病扫过的地方，城市荒芜毁坏，整座整座的村庄常常只余下连片荒烟蔓草。这次大流行使得连年征战的东罗马帝国最终耗尽了人力和财力，查士丁尼收复西罗马、恢复帝国昔日荣耀的雄图终于化成了泡影。

鼠疫在全球范围内有过多次严重程度不一的流行，但从有案可稽的资料来看，大规模的暴发主要有三次。继查士丁尼大瘟疫后，第二次的大流行发生于14世纪，即历史上最著名的"黑死病"。对于其起源，众说不一。一种说法是，病鼠和它们身上的跳蚤来自横贯欧亚大草原的商旅车队，随着货物运向西方，鼠疫也从中亚沿着克里米亚海岸，一路散播至西西里、热那亚以及欧洲的其他地方。此时，鼠疫在欧洲销声匿迹已将近八百年，绝大多数人对这种疾病几乎毫无抵抗能力。因此，它一露面就势不可当。1347—1350年间，欧洲死于该病的人数估计有2000万～3000万，占当时欧洲总人口的三分之一，佛罗伦萨城一地的人口在1338年到1427年间，减少了几乎四分之三。著名文学家薄伽丘在《十日谈》中描述了当时受灾城市的凄惨景象：

"这疾病太可怕了，健康人只要一与病人接触就染上了病，仿佛干柴凑着烈火那样容易燃烧起来。……真的，到后来大家你回避我，我回避你；街坊邻居，谁都不管谁的事；亲戚朋友几乎断绝了往来，即使难得说句话，也离得远远的。这还不算，这场瘟疫使得人心惶惶，竟至于哥哥舍

上篇 疫病例说

弃弟弟，叔伯舍弃侄儿，甚至妻子舍弃丈夫也是常有的事。最伤心、最叫人难以置信的是，连父母都不肯照顾自己的子女，好像他们并非是父母所生的。

"白天也好，黑夜也好，总有许多人倒毙在路上。许多人死在家里，直到尸体腐烂，发出了臭味，邻居们才知道他已经死了。……每天一到天亮，只见家家户户的门口都堆满了尸体。

"每天，甚至每小时，都有一大批的尸体运到全市的教堂……等坟地全葬满了，只好在周围掘些深坑，把后来的尸体几百个地葬下去，就像堆积在船舱里的货物一样。这些尸体给层层叠叠地装进坟里，只盖着一层薄薄的泥土，直到整个坑都填满了方才把泥土封起来。"

这次大疫，对欧洲的生命、财产和社会文明都是一场浩劫，但也带来了某些积极的后果，正是这场浩劫震惊了人们，引起了公众和政府对环境卫生问题的重视。在疫病流行之初，意大利米兰市采取有力措施，使该城市在数月内未遭鼠疫侵袭。1374年，威尼斯首先颁布条例，凡鼠疫流行时，所有来往客商，无论是已受传染的或有感染嫌疑的，一律不准进城，同时禁止来自鼠疫流行地区的船只入港。其他意大利城市也都先后照例而行。1377年，在亚得里亚东岸的拉古萨共和国首先颁布了对海员的管理规则，规定距离城市与港口较远的地方为登陆之处，所有被怀疑受鼠疫传染的人，须在空气新鲜、阳光充足的环境里停留30天后方准入境。不久，30天的隔离仍被认为不安全，于是，又延长至40天，称为四旬斋，这就是现代海港检疫的由来。海港检疫制度的建立，对于控制传染病流行起到了重要的作用。这项制度作为预防传染病的措施，一直沿用到今天。

在黑死病首次暴发后的三百多年间，它在欧洲仍反复发生，直到17世纪末、18世纪初，才平息下去。由于病因不明，更加重了黑死病的神秘、恐怖色彩。它被视为天谴、神的惩罚、巫师的作祟，还有许多无辜者被指控传播黑死病而被恐慌的民众处死。直到19世纪后期细菌学创立后，黑死病的病原和传播途径才逐渐明朗。

第三次大流行始于19世纪末，它是突然暴发的，起源于我国的云南，经思茅、蒙自，沿广西的百色、龙州传入北海、廉州、广州和香港，至20世纪30年代达最高峰，总共波及亚洲、欧洲、美洲和非洲的32个国家，死亡达千万人以上，直至第二次世界大战后才逐渐平息。在此次流行中，日本医学家北里柴三郎和法国细菌学家耶尔森，于1894年在香港从鼠疫病人的尸体和死鼠体内分离到鼠疫病原体并确认是一种细菌，这种细菌后来就被命名为耶尔森杆菌。1897年绪方氏又从鼠体蚤分离出鼠疫菌，从而阐明了鼠疫病原体及鼠类鼠疫和人类鼠疫之间的传播关系。

1910年至1911年东北地区疫病流行，约6万人染疫死亡，清政府委派时任天津陆军医学堂副校长伍连德前往哈尔滨主持疫病防治工作。伍连德在哈尔滨通过尸体解剖证实了这场疫病为鼠疫，采取了一系列严格的隔离、检疫措施，使鼠疫得到了有效的控制。1911年4月，伍连德在沈阳主持召开了我国历史上的第一次国际医学会议——国际鼠疫大会，一些国际著名医学家出席会议，这次会议的最重要结果就是北满防疫处的成立。北满防疫处在哈尔滨建立了一家隔离医院和一个卫生中心，医院装备有现代化的细菌实验室。没有流行病发生时，医院可作为普通医院。类似的隔离病院在同江、黑河和牛庄（营口）等地也相继建立，防疫机构的建立对东北地区流行病控制发挥了重要作用，这是我国首次应用现代医学方法所取得的传染病防治成果。

（颜宜葳　张大庆）

二、天花的流行及人类免疫的成功

天花（small pox）是天花病毒引起的烈性传染病，以其急速而猛烈的传染性和高死亡率而危害人类。主要表现为严重的全身中毒症状和循序成批出现的斑疹、丘疹、疱疹、脓疱等皮疹，最后常遗留瘢痕，由于面部皮脂腺较多，损害较重，瘢痕明显，故病人多有"麻脸"。患过天花后的存活者可获终生免疫。天花病毒为DNA病毒，属痘病毒科，在体外活力较强，故很容易通过被污染的衣物、食品、玩具、尘埃等传播。天花病毒有两种毒株，一种是天花病毒，毒力较强，引起典型天花；另一种是类天花病毒，毒力较弱，引起轻型天花（类天花）。天花病毒经呼吸道黏膜侵入

5

人体，进入血液后形成毒血症，播散至全身各脏器、组织。感染了天花病毒以后，经 10 ～ 14 日潜伏期后发病。临床分侵袭期和发疹期两个阶段：侵袭期发病急骤，呈病毒血症，突然寒战、高热达 39℃～ 41℃、头痛、四肢和腰背酸痛、高度无力、恶心、呕吐、表情痛苦、结膜充血等，经 2 ～ 3 日达到高峰，4 日以后进入发疹期，由红色斑疹转为圆形丘疹，后转为多房疱疹，之后结痂、脱落，有半数者留瘢痕。除痘疮外，还常并发咽喉炎、中耳炎、脾及淋巴结肿大，以及支气管炎、眼结膜炎等。自从广泛接种牛痘以来，天花发病率明显降低，1960 年以后，天花在中国停止传播。1980 年世界卫生组织宣布天花已在全世界被彻底消灭，这是人类消灭的唯一传染病，也是人类长期与传染病斗争的成果。在历史的长河中，人类既承受病毒肆虐带来的灾难，也在斗争中发明了免疫技术，其中也包含了中国人所贡献的智慧。

（一）历史悠久的急性烈性传染病

专家们推测，可能在一两万年前地球上就有天花病毒。这个病毒来到人间以后，古代世界大约 60% 的人会受到它的威胁，1/4 的感染者会死亡，幸存者中的一半以上会留下麻面或失明，天花是古代最令人恐惧的传染病。

据传，天花病毒感染人类，可能是在 3000 年前的印度或埃及。从古埃及法老拉美西斯五世等人的木乃伊上，可以发现天花留下的瘢痕。公元 4 世纪后天花开始向外传播。公元 6 世纪阿拉伯国家发生了第一次天花流行。15 世纪，欧洲开始流行天花，在中世纪的欧洲，几乎每五个人就有一个带有天花留下的瘢痕。法国国王路易十五、英国女王玛丽二世、德皇约瑟一世、俄皇彼得二世等，都是感染天花而死。整个 18 世纪，欧洲死于天花的人数超过 1.5 亿人。

16 世纪初，西班牙殖民者把包括天花病毒在内的众多传染病带到了美洲。1520 年，一个感染了天花的奴隶从古巴来到墨西哥，这成了美洲大陆原住民噩梦的开始。新大陆上的印第安人缺少驯养家畜的习惯，传染源的缺乏使他们很少受到流行病的侵袭，对传染病完全没有抵抗和免疫能力。欧洲殖民者给新大陆原住民带去了多种从未遇到过，因而不具有任何免疫力的传染病，其中最致命的一种就是天花。为什么科尔特斯率领 300 名西班牙殖民者能够征服有 2500 万人口的阿兹台克帝国（现墨西哥）？靠的秘密武器就是天花：阿兹台克人俘虏的一名西班牙士兵不幸染上了天花，10 年内，阿兹台克人口减少到 650 万人，幸存者也丧失了斗志，一个强大的帝国就此消亡。另一个强大的帝国印加帝国（现秘鲁及周边国家）也因为天花流行而被皮萨罗带着 180 名西班牙殖民者轻而易举地征服。北美的殖民者则有意将天花传给印第安人，他们送去天花患者用过的毯子。在天花的肆虐下，几个原先有数百万人口的主要印第安部落，减少到只剩数千人或完全灭绝。在与殖民者接触之前，美洲原住民大约有两三千万人，而到 16 世纪末，只剩下 160 万人。整个社会体系处于崩溃状态，殖民者毫不费力就占有了广阔的美洲大陆和它丰富的资源。

到了 19 世纪甚至 20 世纪初，天花在世界上仍有所流行。例如 1872 年美国流行天花，仅费城一市就有 2585 人死亡。在俄国，从 1900 年到 1909 年的 10 年中，死于天花者达 50 万人。

（二）中国人痘术的发明和传播

我国最早记录天花症状的是晋朝葛洪（265—313）的《肘后方》。相传东汉马援（公元 25—55 年）征武陵蛮（今湖南省），因染此病而死，士兵患者亦很多，遂传至中原。当时叫作虏疮。医史学家李经纬据《肘后方》"以建武中于南阳击虏所得，乃呼为虏疮"，认为此"建武"是东汉之"建武"，大约是公元 1 世纪传入我国，因战争中由俘虏带来，故名虏疮。隋朝称为豌豆疮，唐朝称为天行发斑疮，宋称为豆疮。因庞安时不再称"疮"后且改豆作痘，故明清以后，又称"天痘""痘疹""天花"。

古代史书对天花流行的记载，多笼统记于"大疫"项下，唯《明史》和《清史稿》有专病"豆疮"和"患痘"的记载，特别是记录了重要人物患痘身亡的情形。民谚有言："生娃只一半，出花才算全。"可见天花之危害令人生畏。很多地方为祈宁免灾，还建有痘神庙。如清代梁章钜所著《楹联丛话》记录痘神庙联云："到此日方辨妍媸，更向鸿蒙开面目；过这关才算儿女，还从祖父种根苗。"民间称出痘为出宝，视小儿出痘为过关，当时已把天花视为"寰区通病"了。

7

在我国很早就萌发了"以毒攻毒"的免疫学思想，晋代葛洪的《肘后方》就记述了以狂犬脑敷治狂犬咬伤的记载。宋代已经开始人痘接种术。据朱纯嘏《痘疹定论》记载：宋真宗（1006—1017）时，丞相王旦的几个孩子都患过天花，幼子王素出生后，为使其免疫，聘请被称为神医的峨眉山道人为王素种人痘，果然种痘后 7 天王素便发烧出痘，12 天便结痂，王旦以重礼感谢医生。后来王素活了 67 岁。峨眉山这种人痘法世代继承传播，《重修湖州府志》记述，清初雍正时有人目睹痘医胡美用此法施术。

在明清时期，已经有以种痘为业的专职痘医，同时有几十种痘科专著问世，例如明·魏直的《博爱心鉴》、明·汪机的《痘治理辨》、明·万全的《痘疹心法》、明·翁仲仁的《痘疹金镜录》、明·朱惠明的《痘疹传心录》、清·叶向春的《痘科红炉点雪》、清·董维岳的《痘疹专门秘授》等等，都对天花的治疗与护理做了较详细的论述，但未论及种痘法发明的确切时间。清初俞茂鲲的《痘科金镜赋集解》（1727 年）一书，明确指出："闻种痘法起于明朝隆庆年间（1567—1572）宁国府太平县，姓氏失考，得之异人丹传之家，由此蔓延天下。至今种花者，宁国人居多。"但是人痘接种的方法很多，如万历年间（1573—1627）程从周的《茂先医案》、周晖的《金陵琐事剩录》等书，都记录着不同的接种方法，最初有四种方法：

第一种是痘衣法：是把得天花（痘疮）小孩的内衣，交给另一小孩穿上，这个小孩便发生天花。这是最原始的方法，可靠性差，危险性也大。

第二种是痘浆法：采取痘疮的疱浆，用棉花蘸染后，塞进被接种者的鼻孔。这也是直接感染，危险性最大。

第三种是旱苗法：是把痘痂研细，用银质制的小管吹入被接种的鼻孔。这种方法略为安全，效果也较可靠。

第四种是水苗法：把痘痂研细并用水调匀，用棉花蘸染塞入被接种者的鼻孔。此法较为安全，效果也优于旱苗法。

人痘接种还要经过选取、蓄苗（在适宜条件下藏贮）等一系列操作程序，但总的说还都是要感染一次天花，尽管做水苗等处理，仍是有相当的危险性。这种取自天花患者痘痂的种痘称为"时苗"。此后在多次实践中，选择苗种的经验不断发展，就用接种多次以后，经几代的传递而致"苗性和平"的痘痂作疫苗，称为"熟苗"。"熟苗"本质上是一种减毒的疫苗，已经发生了"质"的改变，无疑要比"时苗"安全得多。熟苗法在清代郑望颐的《种痘方》、朱奕梁的《种痘心法》等书中均有所论述。由于人痘法的成熟，清代国家已设立种痘局（《清史稿·黄辅辰传》），这也是世界上最早的免疫机构。

人痘术在当时是领先的技术发明，受到了各国的重视，先后流传到俄罗斯、朝鲜、日本等国，又经过俄罗斯传到土耳其及欧洲、非洲。据俞正燮《癸巳存稿》所记："康熙时俄罗斯遣人到中国学痘医，由撒纳特衙门移会理藩院衙门，在京城肄业。"俄国人掌握后又传入土耳其，后又经土耳其传至英国乃至印度、北非的突尼斯。1744年，杭州人李仁山去日本的九州、长崎，把人痘法传授给折隆元、堀江元道两人，稍后清人吴谦主编的《医宗金鉴》于1752年也传入日本。《医宗金鉴》中有种痘专论《幼科种痘心法要旨》，系统论述了四种种痘法及理论、操作的18个专题，因此，种痘法在日本也流传起来。种痘法传到欧洲时，也曾遭到责难和反对，被认为是逆上帝的天恩行事，有些国家甚至出令禁止，这也能说明人痘法在当时思想界所掀起的波澜。但是法国的思想家伏尔泰则认为人痘术乃是孤明先发，他在《哲学通讯》中一封《谈种痘》的信中称赞道："我听说一百年来中国人一直就有这种习惯，这是被认为全世界最聪明、最讲礼貌的一个民族的伟大先例和榜样。"

（三）人类免疫成功的典范

18世纪在欧洲各种传染病流行频仍，其中儿童死亡率最高的当属天花。当时英国驻土耳其君士坦丁堡（今伊斯坦布尔）公使夫人蒙塔古（Lady Mary Wortley Montagu，1689—1762），她在土耳其了解到经由俄国传来的中国种痘术，便把这种技术介绍到英国。蒙塔古夫人是作家、女权论者，也是旅行家，她看到君士坦丁堡当地人为孩子种痘预防天花，效果很好，颇有感触，由于她的兄弟死于天花，她自己也曾罹患此病，遂决定让她的儿子接种人痘。1717年她在大使馆外科医生的照顾下，施以接种，取得成功，事后，她在通信中把此消息转告给英国的亲友（她曾出版《寄自东方的书信》）。翌年6月她返回英国后，又大力提倡种痘，从此，中国

9

上篇 疫病例说

发明的人痘接种术在英国流传开来，并有一定的改进。如当时萨顿家族（the Sutton family）在英格兰引入了一套更简便、更快捷、更有效的做法，这套做法脱却了无关的神秘主义的操作程序，又具有消毒观念。到1790年，人痘接种已在法国及欧洲的其他地区广为推行（〔英〕威廉·F·拜纳姆著，曹珍芬译《19世纪医学科学史》）。当时英国医生琴纳（Edward Jenner，1749—1823）注意到人痘接种法的免疫事实，也知晓当地农民都知道患过牛痘者不感染天花的事情，在此启示下潜心研究，应用各种动物做试验，终于发明牛痘接种法。

琴纳1749年5月17日生于英格兰格洛斯特郡柏克利镇（Berkely）的一个牧师家庭，他13岁随邻近的外科医师学徒，后来到伦敦，师从亨特（J.Hunter），1773年回到故乡当乡村医生。琴纳童年时也曾接种过人痘，当时由于接种前采取放血、泄泻、减食等不适当处理，致使接种者处于衰弱状态，有时接种人痘反酿成天花流行，由此琴纳萌生了创发新法免疫天花的念头。在他学徒时，曾听到当地挤奶妇说："我不会再得天花了，因为我已生过牛痘。"他对此话记忆深切。为了验证此语，他深入牧场挤奶妇中进行调查，前后达20年之久。1780年，琴纳发现牛乳头上所生的不同疱疹都能传染给人，但只有一种疱疹的脓浆可以预防天花，他把引起牛疱疹的物质称为病毒（virus）。1790年间，琴纳将天花痂皮给患过牛痘的工人接种，以观察患过牛痘者对天花是否有免疫力，结果，这次试验证实了挤奶妇的话。他又采取猪身上的痘苗为他的儿子爱德华接种。1796年5月14日，他从一个名叫萨拉·尼姆斯（Sarah Nelmes）的挤奶妇手上的牛痘脓疱中取得痘浆，接种到8岁健康小男孩詹姆斯·菲浦斯（James Phipps）的两臂上，3天后接种处出现小脓疱，第7天腋下淋巴结肿大，第9天轻度发烧，略感全身不适，不久局部结痂，留下一小瘢痕。6周以后，琴纳用萨顿接种法给这名男孩接种取自天花患者脓疱的脓液进行免疫试验，男孩没得天花。琴纳将他这套程序称作种痘（vaccination，取自拉丁语"vacca"一词，意为母牛），借以区别以前的人痘接种法（inoculation）。从此，人们把1796年5月4日定为第一次接种牛痘的纪念日。后来他又多次试验，都收到良好效果。1797年他将此结果写成论文，送至皇家学会，因当时医学界持怀疑态度，此文遭到拒绝，皇家学会建议由琴纳自费出版。1798年，琴纳在伦敦自费出版了题名为《种牛痘的原因与效果的探讨》的专著，公布了23个他认为通过种牛痘再不得天花的病例。又经过许多周折，牛痘接种法方被公认。1802年、1806年英国国会先后奖给他3万英镑以表彰其贡献；1808年成立了全国牛痘苗机构，公开资助并授权对琴纳的主张进行调查研究，并免费提供预防天花的种痘。1803年以后琴纳到伦敦皇家琴纳学会工作。1813年剑桥大学授予他博士学位。1823年琴纳逝世。

牛痘接种法发明9年后，1805年（清嘉庆十年），此法由菲律宾传至澳门。其后广州、北京、上海等地先后提倡种牛痘，渐布全国，替代了人痘接种法。1890年传至四川，1900年达西藏，1903年传入云南。早年中国应用的牛痘浆，大都取自种过牛痘的儿童种痘反应后臂上的痘疮，故推行较为困难。直至1925年北京的中央防疫处制出牛痘苗，才能大量分发，普及种牛痘。从人痘到牛痘传出又传入的历史，可称为科学史上的一段佳话。中国在历史上有种痘的历史，所以对传回来的牛痘很容易接受。但即便是在琴纳的家乡英国，也不乏怀疑否定，在英国乡下还流行一种谣言，说种了牛痘的人会变成牛。不过当时远在法国的拿破仑，却对此大为欣赏。他送自己的孩子去做接种牛痘的实验，待反应良好时，才把种牛痘的方法推行全法国，他还把一枚勋章送给这位英国医生。当时正值英法战争期间，拿破仑不避嫌疑地积极推许这一伟大的科学发明，也展现了他的远见卓识。

1798年，英国医生琴纳首创接种牛痘的方法被确认。但是种痘并没有得到大力推广，仍然有约5000万人得天花。直到1967年，世界卫生组织发起了消灭天花运动。1967—1972年，多数非洲国家、印尼及南美消灭了天花，1977年10月26日索马里的梅尔镇发生最后1例天花，1978年英国实验室发生事故，有两名工作人员染上天花——这是天花退出世界舞台之前的最后插曲。1980年5月第23届世界卫生大会正式宣布天花被完全消灭，天花病毒在自然界已不存在，只有美国和俄罗斯的实验室还保存着样本，全世界至今再未出现天花病例。天花作为唯一被消灭的传染病，正是人类医学科学光辉成就的典范！

（孟庆云）

三、流感的大流行

流行性感冒（influenza）简称流感，是历史上死亡人数最多的呼吸道传染病。主要表现为骤发高热、头痛、乏力、全身酸痛和咳嗽、流鼻涕、鼻塞、咽痛等呼吸道症状，少数病人可见鼻出血、食欲不振、恶心、便秘或腹泻等轻度胃肠道症状。病人面颊潮红，眼结膜轻度充血，眼球有压痛，咽部充血，口腔黏膜有疱疹。起病时畏寒，体温迅速上升至 39℃～ 40℃以上，一般持续 3 ～ 4 天。退热后仍有乏力，持续 1 ～ 2 周。平素有慢性病者、幼儿、老年人，可发生流感病毒肺炎，为重症流感，抗生素治疗无效，多于 5 ～ 10 日内病情恶化，因并发病而死亡。死因多是继发细菌感染，发生心力衰竭和周围循环衰竭。流感因流行次数多，一次流行（如 1918 年）竟能造成 2000 万～ 5000 万人死亡而令人畏惧。

（一）流行次数、死亡人数居传染病之首位

对于人类来说，有时似乎并不猛烈的传染病却能造成巨大的危害。流感可以不经治疗而自愈，但此病流行时的死亡人数居各种传染病之首，又因其对劳动力的影响，以及在军队中流行而影响战斗力，而堪称病魔中的巨魁。

两千多年前人类就曾记载过流感的病情。早在公元前 412 年的古希腊时期，希波克拉底就已经记述了类似流感的疾病。美国流行病学家亚历山大·兰米尔等人认为，在伯罗奔尼撒战争中雅典人的失败，可能是流感与中毒的结果。到了 19 世纪，德国医学地理学家希尔施详细列表记述了自 1173 年以来的历次类似流感的流行病暴发情况，明显由流行性感冒引起的第一次流行病发生在 1510 年的英国，1580 年、1675 年和 1733 年也曾出现过流行性感冒引起大规模流行病的情况。而对流感大流行最早的详尽描述是 1580 年，此后，文献中共记载了 31 次流感大流行。其中，1742—1743 年由流行性感冒引起的流行病曾涉及 90% 的东欧人；1889 至

1894 年席卷西欧的"俄罗斯流感"，首发地在俄国中亚布哈拉（今乌兹别克共和国），后传至西欧，发病广泛，死亡率很高，造成严重影响。20 世纪以来，就有五次造成世界性大暴发的记载，即 1900、1918、1957、1968 和 1977 年。其中，1918 年大流行竟造成数千万人死亡的大惨剧。尽管这场流感在美国被称为"西班牙女士"，但是它似乎首先起源于美国，有可能最早是在猪身上发现的。在那一年，近 1/4 的美国人得了流感，导致 50 多万人死亡，几乎一半的死者是健康的年轻人。

"西班牙流感"也被称作"西班牙女士"（Spanish Lady），不过它却有些名不符实。首先，它似乎并不是从西班牙起源的。其次，这场流感绝对没有它的名称那样温柔。现有的医学资料表明，"西班牙流感"最早出现在美国堪萨斯州的芬斯（Funston）军营。1918 年 3 月 11 日午餐前，这个军营的一位士兵感到发热、嗓子疼和头疼，就去部队的医院看病，医生认为他患了普通的感冒。然而，接下来的情况出人意料：到了中午，100 多名士兵都出现了相似的症状。几天之后，这个军营里已经有了 500 名以上的"感冒"病人。

在随后的几个月里，美国全国各地都出现了这种"感冒"的踪影。这一阶段美国的流感疫情似乎不那么严重，与往年相比，这次流感造成的死亡率高不了多少。在一场世界大战尚未结束时，军方很少有人注意到这次流感的暴发——尽管它几乎传遍了整个美国的军营。

随后，流感传到了西班牙，总共造成 800 万西班牙人死亡，这次流感因此得名"西班牙流感"。1918 年 9 月，流感出现在美国波士顿，这是"西班牙流感"最严重的一个阶段的开始。10 月，美国国内流感的死亡率达到了创纪录的 5%，战争中军队大规模的调动为流感的传播火上浇油。有人怀疑这场疾病是德国人的细菌战，或者是芥子气引起的。

这次流感呈现出了一个相当奇怪的特征，以往的流感总是容易杀死年老体衰的人和儿童，这次的死亡曲线却呈现出一种"W"形——20 ～ 40 岁的青壮年人也成了死神追逐的对象。到了来年的 2 月份，"西班牙流感"迎来了相对温和的第三阶段。

数月后，"西班牙流感"在地球上销声匿迹了，不过，它给人类带来的损失却是难以估量的。科学家估计，大约 5 亿人被感染，有 2000

上篇 疫病例说

万～5000万人在流感灾难中丧生。相比之下，第一次世界大战造成的1000万人死亡只有它的 1/2 到 1/4。据估计，这场流感之后，美国人的平均寿命下降了 10 年。1917 年，美国人平均寿命大约 51 岁。到了 1919 年，美国人平均寿命仅为 39 岁。

对于 1918 年的流感，在漫长的岁月中，尽管科学家们为复活该病毒做了种种努力，演绎出一系列惊心动魄的历史故事，却被历史学家们淹没了。正如美国《纽约时报》科学专栏特约记者吉娜·科拉塔在她的新作《又见死神——与流感共舞》一书"序言"中所叙述的："非常明显，我以前根本不了解 1918 年那场席卷世界的大灾难，它的魔爪伸向了世上的几乎每一户家庭，所到之处无不满目疮痍。1918 年大流感是历史大疑难之一，但被历史学家们淹没了，尽管他们一般遗忘的是科学和技术，而非瘟疫。"

在披露 1918 年大流感和这一致命病毒的过程中，吉娜·科拉塔深入调查，从阿拉斯加到挪威，从香港的街头到白宫的走廊，她采访了流感的幸存者，会见了一流的科学家，收集了大量的文件、论文以及其他有关流感的资料，以侦探小说的模式写成《又见死神——与流感共舞》一书。该书记叙了科学家们为复活该病毒所做的种种努力，描述了因对瘟疫的恐惧而导致政府政策的错误走向，还回忆了 1918 年大流感以及在此之前的几次传染病流行，并贡献了科学界在流感防治方面的第一手资料，非常紧张和刺激。从书中可以看到：第一次世界大战期间，向法国进发的美军第 39 团列队走过华盛顿西雅图大街时，每个士兵都戴着由美国红十字会提供的口罩；在西雅图，一个没有戴口罩的人被电车司机赶下车；1918 年，在一场小职业球队联盟棒球赛的比赛中，双方队员的脸都看不清，原因竟然是每个队员都戴着防流感口罩；1976 年，因害怕 1918 年的病毒以猪流感的形式再次出现，美国政府发起了一场全民免疫运动；1997 年 12 月 29 日，为防止禽流感病毒伤害人类，成为另一场 1918 年大流感，香港政府宰杀了来自 160 家农场和 1000 多个零售商及摊位的 120 万只鸡！由此可见，流感确实是人类最古老、最致病的传染病杀手。

1957—1958 年"亚洲流感"导致 280 万人死亡；1968—1969 年"香港流感"流行，美国发生了 103 万有生命危险的病例，有 3.4 万人死亡。

1995 年 10 月—1996 年 9 月，国外流感活动明显加强。1995 年 10 月，日本、英国、哈萨克斯坦和伊朗等国发生了流感暴发或流行，同年 12 月日本北部发生了由 H1N1 亚型流感病毒引起的流感流行，其流行规模约等于 1994 年同期的 10 倍。1995 年 12 月至 1996 年 1 月，欧洲绝大多数国家，如挪威、法国、匈牙利、德国等国相继发生了流感暴发或流行。1996 年 5 ～ 6 月，在冬季流感一直处于平静状态的南半球一些国家，如澳大利亚、新西兰、智利和阿根廷等，也相继发生了流感暴发或流行。至今这种病毒仍是最可怕的一种流感病毒。1953 年至 1976 年，我国已有 12 次中等或中等以上的流感流行，每次流行均由甲型流感病毒所引起。1957 年甲型流感病毒流行，在 6 个月内波及全世界，我国两个月内即形成全国大流行，仅上海市发病率就高达 54%。进入 20 世纪 80 年代以后，流感的疫情以散发与小暴发为主，1995 年 10 月—1996 年 9 月，我国流感活动程度较 1994 年 10 月—1995 年 9 月明显增强。1995 年 12 月下旬开始，我国华北和东北地区发生了由甲型流感病毒引起的流感流行，元旦前后达高峰。春节前后，即 1996 年 2 月，流感波及华东地区，如山东、安徽、江苏和上海等地，接着南下，3 ～ 4 月蔓延到湖北、湖南、广东、广西、福建、四川和海南等省。然而到 1996 年 8 月，天津和北京地区又出现了一个流感小流行波。虽然流行波小得多，但这在流感病毒新亚型毒株未出现情况下，在华北地区于夏季发生流感流行实属罕见。

2003 年 1 月，在刚果（金）赤道省、班顿杜省和首都金沙萨等地有 50 余万人患上流行性感冒，其中 2000 余人已经死亡。这次流感是从中非共和国流传过来并迅速流行，情况非常严重。多年战乱使刚果（金）内地 60% ～ 80% 的人营养不良。战乱还产生大量流动人口，因此流感蔓延十分迅速。据悉，刚果（金）政府已采取紧急措施，设法增派医务人员，增加药物供应，动员人们积极预防，政府同时紧急呼吁国际社会提供紧急援助。

2009 年甲型 H1N1"猪流感"大流行始于墨西哥，在原本健康的成年人中引发了严重的病情，并迅速蔓延到 214 个国家和地区。据认为，有 10.5 万 ～ 39.5 万人死亡。

（二）病源及其传播途径的搜索

关于流感的病因，人们曾经进行过许多猜测：最早认为是天上星星的影响引起的，接着又认为与气候不正常有关，以后又推想来自沼泽地的毒气。到了 19 世纪末，关于传染病由病原微生物引起的说法已找到了肯定的依据。人们又从许多流感患者的咽喉部发现了溶血性流感杆菌，于是有人就认为流感的病原是溶血性流感杆菌。直到 20 世纪初，科学家才把制造流感的真正"凶手"——病毒"捉拿归案"。

1930 年，美国人索普成功地从猪体内分离到了猪流感病毒。接着英国人史密斯等参照索普的方法，于 1933 年首次从流感病人中分离到了流感病毒（后定名为甲型流感病毒）。1940 年和 1947 年，福兰塞思和泰勒又分别找到了乙型和丙型流感病毒。不过，目前认为最早分离到的流感病毒是 1900 年从鸡身上得到的真性鸡瘟病毒，它是甲型流感病毒的一种。

流感病毒的分离是一项艰苦的工作。20 世纪 50 年代，美国曾经组织了考察队赶赴阿拉斯加挖掘死于 1918 年"西班牙流感"病人的尸体，期望得到可供研究的病原体。遗憾的是，那些埋葬在永久冻土带的尸体因为解冻腐烂而失去了研究价值。1996 年，由加拿大和美国组成的专家小组曾经宣布，他们将对挪威北极圈内永久冻土带上发现的死于 1918 年流感的 7 具尸体进行研究。

直到 1997 年，美国军事病理研究所的病理学家陶本伯杰（Jeffery Taubenberger）领导的一个研究小组才第一次找到造成"西班牙流感"的感冒病毒 RNA 片段。

陶本伯杰所在的研究所保留了将近一世纪以来病人的组织样本，包括一些浸泡在福尔马林中的"西班牙流感"病人的肺组织。在 28 份当年的样本中，只有一位 21 岁士兵的肺部样本完全符合当时"西班牙流感"的状况。正是在这份标本中，陶本伯杰用逆转录聚合酶链反应的方法找到了 9 段当年流感病毒的 RNA "碎片"。

RNA 比 DNA 更容易分解，但是陶本伯杰发现的 RNA 片段已经能够提供一些"西班牙流感"病毒的线索了。这 9 段 RNA 片段分属 5 个不同的基因，其中包括制造血凝素（H）和神经氨酸酶（N）的基因。通过比较，陶本伯杰发现造成"西班牙流感"大流行的病毒与猪流感有相似之处，如果把它归类，那么应该是 H1N1 型的。此前的理论认为，造成 1918 年流感大流行的病原体可能是一种禽流感。

2001 年，澳大利亚的科学家马克·吉布斯（Mark Gibbs）在陶本伯杰的基础上有了进一步的发现。吉布斯把 1918 年流感病毒中负责制造血凝素（H）的基因与 30 种类似的猪流感、禽流感、人类流感病毒中的相同基因进行对比，结果发现了一个很有趣的现象：在这个基因的前部和后部是人类流感病毒的编码，而在基因的中段则是猪流感病毒的编码。

吉布斯认为，造成 1918 年全球流感大流行的原因，就是猪流感病毒的一段编码"跳"到了人类流感病毒的 RNA 中。虽然有此发现，科学家们仍然不断继续追踪，一些科学家正在试图挖开更多的死于 1918 年西班牙流感的人的坟墓。2002 年，伦敦玛丽王后医学院奥克斯福德教授（John Oxford），曾打算从亡者伯恩的尸体中采集肺部标本。伯恩（Phyllis Bum）是一位住在伦敦南部当年死于流感的女性，她被安葬时，棺材中曾灌满了酒精而密封，以此使人相信，死者体内可以完好地保存"西班牙病毒"。对这项工作人们正拭目以待。

现在我们知道，人类的流感病毒属于 RNA 病毒，分为甲、乙、丙 3 种，其中起主要作用的是甲型病毒。甲型病毒及其亚型引起大流行，乙型病毒仅会引起局部小流行及散发，丙型病毒主要侵犯婴幼儿造成散发病例。甲型病毒的外观呈球形，表面有许多柱状突起，活像一个水雷，直径约为 0.0001 毫米，目前导致流感大流行的罪魁祸首就是甲型病毒。在甲型流感病毒表面的柱状突起中，有一种是血凝素（H），另一种是神经氨酸酶（N），它们是流感病毒的外层表面抗原。流感病毒外层表面抗原的不断变异决定了其亚型和病毒的特异性，它的量变引起流感的小流行，它的质变引起流感的大流行。

在 1957 年的那次流感大流行中，平均发病率为 50%，全世界有 10 亿人患流感，有 10 万人死亡。1968 年出现的甲 3 型流感是当年 7 月从香港开始流行，发病率约为 30%。当年 11 月流感波及美国全境。在欧洲，这场流感大流行一直延续到 1970 年方告退潮。1977 年，中国又曾发生新甲一型流感流行。由此看来，甲型流感病毒每隔若干年其抗原结构就会出现

17

某种重复。

当流感病毒从人的口鼻侵入时，流感病毒表面抗原中的血凝素（H）便与人呼吸器官上皮细胞的受纳体相结合，进入人细胞内部，并在细胞内释放出核糖核酸。在人感染流感病毒两小时以内，流感病毒的核糖核酸就会复制出携带遗传信息的核糖核酸。两小时以后，感染流感病毒的人细胞内就会大量产生构成流感病毒的蛋白质和核糖核酸。新形成的血凝素（H）和神经氨酸酶（N）会刺穿人的细胞膜，使这部分细胞像"发芽"一样隆起，隆起至一定程度就会从人细胞膜上脱落，于是形成了一个新的流感病毒。

对于流感病毒的传播路径以及流感病毒不断变异的原因，科学家们依据观察资料提出许多学说，诸如飞禽传播学说、太阳黑子周围学说、寒潮诱发学说等等，饶有兴趣。

飞禽传播学说认为传染源是飞禽。近年来，国外学者发现了一条有趣的规律，每当流感在人群中发生大流行之前，流感病毒总是先在飞禽之中广泛传播。由于气候变化和寻找食物等原因，飞禽需要进行季节性的迁飞，这时它们便成为造成人类流感流行的一个重要媒介。实验表明，飞禽对流感十分敏感，它们比人类察觉流感大流行的时间往往提早一个星期左右，无怪乎有人称这些飞禽为流感的"预报者"，它们起到帮助人们提早掌握流感动态，以便及时采取预防措施的作用。目前，一些国家正在进行飞禽的流感病毒分离研究，争取尽早提供新疫苗，以控制流感的大流行。

太阳黑子周围学说认为流感的流行和太阳黑子活动因素有关。近年来，国内外一些医学专家认为，流感病毒的不断变异（这种变异产生的新亚型使人反复感冒）与太阳黑子活动有关。他们分析了19世纪以来的10次全球性流感的发生时间，发现有9次是在太阳黑子活动的高峰年间，尤其是20世纪5次大流行，都与太阳黑子的大量出现和耀斑暴发的高峰期相吻合。专家们认为，太阳内部的剧烈活动是太阳热核反应增强的表现，这时向地球释放的能量骤增。太阳辐射的高能带电粒子、紫外线和X射线等，对容易变异的流感病毒来说，无疑是一种物理性诱变因素。据天文资料分析，太阳黑子活动高峰每隔11～12年为一周期，如联系流感流行，值得研究。又有流行病学家指出，差不多每隔19年就会有一种新型流感出现，威胁着全人类，对此现象也值得进一步探讨。

寒潮诱发学说指出流感的流行是由于寒潮所诱发。流感的发生以冬春两季为多发，其原因，一方面是寒潮袭击后，日平均气温以及最低气温相差较大，甚至可相差10℃以上。此时，人体的体温调节功能往往不能适应气候的突然变化，因而突然着凉，诱发流感。另一方面，冬春季节气候干燥，鼻黏膜、口鼻腔的局部温度可降至32℃左右，这样的温度很适合流感病毒的复制繁殖。与此同时，由于鼻咽部血管收缩，黏膜分泌的免疫球蛋白减少，更为流感病毒的入侵提供了有利条件。这个学说指出，在突如其来的寒潮时期，应加强预防。

此外还有天外来源说，认为陨石将流感病毒带到地球上。也有人提出地理环境说等，都尚无定论。至于为什么最近几次新亚型都首发于我国（1957年2月，由甲2型流感病毒引起的"亚洲流感"首发于贵州西部；1968年7月甲3型香港流感始发于香港；1977年5月甲1型病毒流感始发于我国北方），就更难以确切解释，值得好好研究了。

（三）未有穷期的防治研究

人类在与传染病的斗争中预防和治疗手段不断发展。中医药学特别重视"上工治未病"，提出了个体预防和群体预防的系列方法；尤以汉代的《伤寒论》到明清时的温病学派，积累了无数的有效方剂和药物，形成了六经辨证、卫气营血辨证和三焦辨证等辨证论治方法，对防治流感行之有效，验于古今，是医学的宝贵财富。

西医学在治疗和预防两方面，除施行人群隔离消毒措施外，主要采用药物防治和疫苗预防。

金刚烷胺或金刚乙胺对甲型流感有预防和治疗作用，但此类药物能引起一些中枢神经系统副作用及畸胎，故孕妇、婴幼儿、精神病患者及有癫痫病史者应禁用。特别注意的是，此类药物必须在明确属于甲型流感病毒时才可用于预防和治疗。

流感疫苗分减毒活疫苗和灭活疫苗两种。疫苗接种后在血清和分泌物中出现抗血凝素（H）抗体和抗神经氨酸酶（N）抗体或T细胞细胞毒反应，前两者能阻止病毒入侵，后者可降低疾病的严重程度和加速复原，缩

上篇　疫病例说

短病程。因为流感病毒表面抗原的抗血凝素（H）和抗神经氨酸酶（N）有发生周期性变异的特性，这使得人们很难制造出一劳永逸消灭这种病毒的疫苗，也就是说，在流行时必须选用当地流行的新毒株来制备疫苗才行。由此可见，目前流感的周期性流行仍然是危害人类健康的主要问题。

（孟庆云）

四、征服疫喉的壮举

新冠病毒肺炎肆虐，全国人民众志成城，医务人员更是不顾个人安危，冲在第一线。作为一个医史工作者，每逢看到此情此景，不禁想起近代前后两百年间，中国人民正是在同多种烈性传染病激烈抗争的历史中，顽强走过来的。历史的陈迹刚刚褪去，抗击新冠病毒肺炎的硝烟又起。人类就是这样，在与疾病灾害不断搏斗的大风大浪中繁衍、继续。

18 世纪下半叶，史书医籍不曾记载的几种可怕的传染病在中国大地上蔓延开来，如霍乱、鼠疫、白喉、猩红热等。它们严重威胁着人民群众的生命与健康，其中白喉、猩红热是两种多次暴发且流行较广的热性传染病。对此我国医界人士曾奋起努力，进行了不懈的探索研究，大约经过近百年临床实践，终于总结出一套完整而行之有效的诊疗方法。这一实践过程，几乎贯穿整个近代历史时期。

（一）近代疫喉的起源与流行

白喉和猩红热在中医属温病范畴，系感受时疫毒邪引起的热性传染病。这两种病都有明显的喉部症状，故中医将其归入喉科疾病，统称"疫喉"类。白喉主症为初起发热恶寒，脉浮，喉痛，喉间有白点，随之壮热，白腐满喉，喉肿极疼，甚则喉闭神昏，酿成危症。猩红热即中医称之为"烂喉痧""疫喉痧"，民间俗称"痧喉"者，主症初起亦有发热恶寒，咽喉肿痛，头颈痧点隐隐，继之高热，丹红成片，喉肿而烂，重者丹痧下陷，乃至下利气绝。

此两种传染病在18世纪已有零星发现，至19世纪前后开始大面积流行，且愈演愈烈，先始于沿海港口城市一带，后渐次向内地蔓延，北方延至陕甘鲁豫，南至闽粤滇蜀。有文字记载的大流行即有四次，第一度流行于1785年，第二度流行于1840年，第三度流行于1856年，第四度流行于1901年，加上零散流行达数十次之多，曾夺去百万人民的性命。《烂喉丹痧辑要》序曰："喉症盛行，杀人无算""疫情之处，尸横荒野。"《疫喉浅论·卞序》言："郡中盛烂喉丹痧，由秋至春，沿门比户，夭折颇多。"上海近代名医丁甘仁曾自述："行道数十年，诊治'烂喉丹痧'不下万余人。"由以上文字记载可见当时疾病流行之惨烈。

　　关于疾病的起源，医界有两种说法，一种以为"古有是病"，另一种以为"外来传入"。持"古有是病"者认为《金匮要略》中所述"阴阳毒"证候，阳毒有似烂喉痧，阴毒有似白喉，所描述症状与疫喉诸症有相似之处，但未及"相染"两字，后世文献常将这类疾病置于附录部分，较少阐发，说明该证候在古代文献中并未占有重要位置，不为人们所重视。

　　持"外来传入"者则以近代流行病史为主要依据，百年间数度大流行是其最主要证据之一。其二，近代文献经常可见"天白蚁疮""白缠喉风""白喉咙"等病记载，其描述与白喉症状极其相似，且多载有"皆相染易"等重要文字，明示它的传染性。其三，据世界医史记载，此时国外正值白喉大流行之际，我国对外门户开放，海外商船频繁来华，加之外国侵略者的数次入侵，疫情初发多在沿海港口城市。其四，疫喉泛滥初期，众多医家面对此病束手无策，连连哀呼"古无是病，亦无古法""病者苦无良药，医者苦无良方"。医家在治疗该病时，意见纷歧，各执一词，一片混乱。综上几点，持"外来传入"者认为疫喉为"舶来品""外来货"。当时医家的惊呼、无奈与"非典"初期不为人们所知的情形几乎一样。

　　由于近代白喉与猩红热病的频发与流行，中国人民与中医界人士全力以赴，与该病做殊死斗争，诊疗技术不断发展提高，而医家及时总结经验付诸实践，因此近代曾涌现出大量"疫喉"专书。自1840年至1949年喉科专著猛增三百多种，这在医学史上也较为罕见。与此同时，由于社会医疗的需求产生一批名医，均以治"疫"闻名。著名中医余瀛鳌老师曾对笔者说，其祖父余奉仙老先生就是近代以治疫而出名。医著与名医大批涌现

上篇　疫病例说

的社会现象，说明近代医界人士前仆后继，在诊疗疫喉的临床实践中，不断总结经验教训，及时调整辨证施治，追求临床疗效，为战胜白喉、猩红热等疾病曾做出不懈的努力。

（二）近代疫喉诊疗方法的发展演变与逐步完善

19世纪初期，人们对疫喉传染病的认识还很模糊，由于疫喉诸症流行时间短，又与一般咽喉病症初期多有恶寒、发热、喉痛、脉浮等表证相似，故人们常把白喉与一般喉症相混淆，把发斑症与烂喉痧视为一证。后经众多医家反复观察实践，方把传染性喉症与一般喉症和发斑病区别开来，并逐渐摸索出一套完整的治疗方案。现将有关文献资料做一系统介绍，从中可窥见医界人士对白喉与猩红热病进行防治的发展轨迹。

1. 近代初期前后对传染性喉症的基本认识

疫喉诸症在18世纪已有记载，顾世澄的《疡医大全》（1773年）卷十七咽喉部："咽喉内生疮，鼻孔俱烂，此名天白蚁疮，此证方书不载，多有不识，常作喉风医，最为误事"，似指白喉。烂痧喉最早记载在尤在泾的《金匮翼》（1729年）第五卷喉痹诸法第七"烂喉痧方"条目中，并注明为友人张瑞符所传，方子即后世广为流传的著名吹喉药"锡类散"。但以上记载均较简单含糊，当时更有医家误将二病视为一证，谓"此症北方谓之白喉，南方谓之烂喉痧"。但他们却都看到了疾病的传染性，"白喉时疫一症，其发有时，其传染甚速，其病至危至险""此乃时行疫气为病"。

1838年刊行的《重楼玉钥》（郑梅涧著），其中有一段关于"白缠喉"的论述，可说是我国白喉确切记载第一声。其列在咽喉不治之症下，曰："喉间起白腐一症，此患甚多，小儿尤甚，且多传染，一经误治，遂至不收……"并主张治咽喉疾病，应从清肺养阴为主，郑氏制定的"养阴清肺汤"创立了治疗白喉的基本法则。

猩红热一病的详细记载可见金保三《烂喉丹痧辑要》（1867年）一书中，书中记录了叶天士医案一则，"雍正癸丑年间有烂喉痧一症，发于冬春之际，不分老幼，遍相传染。发则壮热烦渴，丹密肌红，宛如绵纹，咽喉疼痛肿烂……"书中明确指出猩红热的传染性："……至危之症也，一矣传染相同，即是天行之瘟疫，与寻常喉症不同。"

从以上几段史料分析，说明当时人们对疫喉诸症的认识已有了一个大致清楚的轮廓，并抓住了呼吸系统热性传染病的几大特点：①"发于冬春之际"；②"一矣传染相同，即是天行之瘟疫"；③"其传染甚速"；④"不分老幼"；⑤"至危至险"。

2. 对传染性喉症认识的逐步深化及诊疗法则的不断发展

随着人们对疫喉诸症认识的不断深化，疫喉专书随之出现。第一部白喉专著是张绍修的《时疫白喉捷要》（刊于1869年），书中详细论述了白喉主症及变症，并撰写了白喉治有十难一文，精辟地分析了白喉初期疑似症的鉴别诊断及中、后期用药法则。书中尤其指出，庸医误把喉间白腐视为寒证，而妄投温燥辛散之品，贻害人命，"有以色白为寒者，不知病发于肺，肺属金，其色白，肺病深即本色即著……若以色白为寒证，辛热妄投，是谓抱薪救火"。并提醒人们，白喉"初无行迹可见，似伤风伤寒表症。若投麻桂……之类，致毒涣散，无可挽回"。

自《时疫白喉捷要》问世以来，白喉专书纷至沓来。其中对白喉病因认识较有见地的当属许佐廷所撰《喉科白腐要旨》（刊于1875年），作者总结多年临诊心得，认为白喉发病不外乎内外二因，内因为病家素体肺肾阴虚，外因为感受燥气时邪，外火引动内火，而致阴亏火热之证，故初期治病切忌疏散温燥之品，治宜清肺养阴。其后李伦青（纪方）著《白喉全生集》（刊于1882年）。该书诊治细腻，以寒热为纲，再分轻重虚实，共分九大类证，对寒热错杂证及误治坏证的治法颇有特色，主张内服药与外治法并用，效果极好。当时运用的吹药有"瓜霜散"，噙药有"蛐蜒辟毒散"，贴药用"救急异功散"。并配合针刺，方法为针刺舌底两边青筋及少商穴放血。

猩红热专书的第一部著作是《疫痧草》，为陈耕道（继宣）著，刊于1801年。陈氏首先将烂喉痧病从诸斑疹病中摘出，认为烂喉痧虽也是一种疹，或呼为"瘄"者，重要的是看其有疫无疫，无疫火则轻，为时痧，有疫火则重，为疫痧；并制定了疏达、清散、清化、下夺、救液等五大法则，基本奠定了烂喉痧病的治疗大法。后世又有夏春农者，撰著《疫喉浅论》（1875年），对《疫痧草》做了发挥，并明确提出"治疫喉之关键，

23

唯在善取其汗，有汗则生，无汗则死"，对诸多变证，灵活施治，条理清晰，治法较前完备。

由于白喉、烂喉痧均为急性传染性热病，来势凶猛，瞬息万变，而且初期多伴有表证，所以人们往往难于及时明确诊断，把握病机，适时施治。因此，疫喉泛滥初期曾一度误诊、误治，以至死者甚众。对此各医家根据自己的临诊经验，阐发医理，评论是非，一时间医界呈现百家争鸣的局面。有认为白喉忌表，反对表散，一切解表药均在禁忌之列。有认为白喉可表散，不可升散，葛根、牛蒡可用，升麻、柴胡不可用。有认为痧属寒湿亦或有之，香薷桂枝宜在可用之列，但需慎用。关于白喉忌表、宜表之争最为激烈。

《白喉治法忌表抉微》，耐修子著，刊于1891年，为白喉忌表的代表著作。作者鉴于医家常把白喉误作风寒表证而妄投辛散之品，致使毒邪内陷，酿成危候，特主张白喉忌表，"坚信养阴忌表四字治白喉者，历劫不磨之论"。遂将药物分为正将、猛将、次将三类，绝不用任何升散药物。后世医家张采田、朱铁山等经过临床实践，认为《白喉治法忌表抉微》之论过于偏颇，张采田（孟劬）著《白喉证治通考》（1901年），纠其偏差，认为表散不可与升散相提并论。白喉初期表症俱在，察之秋毫，当表则表，当清则清，药贵神速，十不失一。

至此，医家们经过半个多世纪的实践求索，疫喉的辨证施治思路逐渐清晰明确。

3. 传染性喉症诊疗大法已臻成熟完善

20世纪以后，有关疫喉一套完整而行之有效的治疗法则基本赅备。

《喉痧正义》正是其中一部代表作。作者张醴泉，撰于1889年。书中汇集了百余年间29位著名医家有关疫喉的论述，其中不乏大家，如叶天士、王孟英、吴鞠通等论疫，张绍修论白喉，陈耕过论痧喉，以及一些有独特见解的医家议论。张氏在每篇医论后都缀以按语，详加分析，当褒者褒，当贬者贬。其曰："多读自知……务获真诠，自能胸有把握。"当时几家主要的诊治观点现在看来仍有十分重要的价值。如张宗良认为治疫喉，不可骤用寒凉药，宜兼护正气；郑梅涧认为须养阴忌表；沈宝善认为疫喉为瘟病，切忌温散解表等。

在综述疫喉论治的专书中，学术价值较高的当属近代名医丁甘仁的《喉痧症治概要》（1927年）。丁氏论治猩红热主张分初、中、末三期，订立疏表、清凉、下达数法。其考古证今，用药审慎，所列药方临床效果极好。丁氏明确提出："烂喉丹痧，以畅汗为第一要义。"区别白喉与猩红热不同的治疗法则，白喉"主滋阴清肺汤"，丹痧"有汗则生，无汗则死……当表则表，当清则清，或用釜底抽薪法，亦急下存阴之意"。柳宝诒主张"鲜生地为此证清营泻热必用之药……丹皮清血中伏热……银花清营化毒，元参清咽滋水，均为此证必用之药"。

曹炳章对白喉、猩红热两大病种，从病因、病状、病理、诊断与鉴别诊断、治疗六大方面，以比较的形式做了全面介绍，条分缕析，一目了然，尤其是治法总结得更为详尽，分内服汤药与外治手法。外治法包括提毒药、探吐、吹喉药等，而且还介绍了西医的血清抗体疗法。

在疫喉预防方面，医家总结不少经验。陈根儒在《喉科要旨》中指出，疫喉流行时应"慎起居，淡饮食，节劳逸，调药饵"。《喉痧正的》有"熏以茗香，或可烧松、降、苍、芷之类，以辟除秽恶不正之气"的预防手段。曹氏总结了前人的预防措施，专门撰写"喉痧与白喉之预防"一章，从医生预防、未病预防、临病预防三方面罗列了数十条预防方法，如"医家看病，饮雄黄酒，香油调雄黄末，苍术末涂鼻孔，得嚏更妙""未病之家宜用驱疫散烧烟熏之""喉痧病人不可使之入境"，等等。这些预防手段，在当时都是切实有效的办法。

近代中医在清末民初对中医发展极其不利的情况下，仍然取得了辉煌的成就，这是医界人士自强不息、孜孜求索的结果。在西医血清疗法疫苗接种问世之前，中医中药曾挽救了无数人的生命。

本文回忆近代中医防治白喉、猩红热两种疫病历史，旨在前事之师，以资后鉴。回顾防治第一例"非典"，与近代国人与白喉、猩红热两病所做斗争的情形有许多相同之处。同样大疫来临，医家认清疾病需要有一个过程，所幸现代科学技术高度发达，以前要用几十年甚至上百年才能认清的事物，现在利用高科技即可数月完成。在这里可否提醒国人，医界先贤们在当时有限的医学认知能力下，使用祖国中医中药治疗疫病，已积累了相当丰富的宝贵经验，我们可否在这方面做一些快速挖掘整理工作，从先

25

人防疫、治疫思想、诊疗思路、遣方用药等方面得到某些方法和启示。

（余永燕）

五、疫病与新冠病毒肺炎

（一）说疫病看新冠病毒肺炎

中国古代劳动人民数千年来在治疗传染性疾病方面积累了丰富的经验，形成一系列完整的理论体系，留下许多宝贵的防治方法，至今仍然有很重要的现实意义，值得我们进一步深入研究和运用。

传染性疾病古称"疫气""疫疠""瘟疫"，是指具有强烈传染性的疾病。疫疠之气相互传播，广泛流行，对人类生命造成严重危害。《黄帝内经》对外感热病做了全面论述。《素问·六元正气大论》有"民乃疠，温病乃作""其病温疠大行，远近咸若""民疠温病，疠大至，民善暴死"的记载。《素问·刺法论》亦说"五疫之至，皆相染易，无问大小，病状相似"。《伤寒总病论》对"天行之病，大则流毒天下，次则一方，次则一乡，次则偏着一家"的论述，提出传染病流行有大流行、小流行和散在流行之分，充分认识到其传染性、流行性和严重性。明末吴有性总结治疗瘟疫的实践经验，写出传染病专著《温疫论》，统一了温热、疫疠的不同名称："夫温者热之始，热者温之终，温热首尾一体，故又为热病即温病也。又名疫者，以其延门阖户，如徭役之'役'，众人均等之谓也。今省去'彳'加'疒'为疫。又为时疫、时气者，因其感时行戾气所发也，因其恶厉，又为之疫疠。"他首创"戾气学说"，提出瘟疫为感天地之戾气所成，认为戾气是一种肉眼看不见的微小致病物质，通过口鼻侵犯机体，经空气和接触传播。戾气种类多，具有特异性、易感性，特异的戾气引起相应的病患，且对人和动物及不同种属之间的动物具有不同的敏感性。戾气致病除其毒性外，同时取决于人体正气的盛衰。戾气同时具有流行性，致病有大流行和散发性的不同。疫病的流行与自然环境和社会环境密切相关。吴有性关于瘟疫的传变、早期治疗、强调攻下、老少异论、升达气机等观点，至今仍有一定的现实意义。

古人对传染病种类的认识可追溯到很早的时期，甲骨文有疥、疟、首风等传染病的记载，《山海经》有疫、疠、疟、风疠的记载。晋·葛洪《肘后备急方》记载"虏疮"（天花）、"虏黄病"（钩端螺旋体病）、"狂犬咬"（狂犬病）、"沙虱病"（恙虫病）等多种传染性疾病及其辨证治疗方法，特别对沙虱病的病原体及其生活形态、感染途径、发病地带（岭南）、临床特征、传染性、诊断治疗及预后各部分均有详细论述；认为伤寒、时行瘟疫为同一种病，对于疟疾，麻疹的鉴别亦有明确的记录。《诸病源候论·水毒候》对急性血吸虫病的流行地区、传播途径、发病季节、致病原因、症状等分别论述，将疾病证候进行分类，"时病分为三十四候，热病分二十八候，疫疠病分三候，黄疸三十八候"；特别对急黄的论述"……卒然发黄，气滞，气喘，命在顷然"，与临床重症黄疸型肝炎相似。王叔和提出温疟、风温、温毒、湿毒、温疫等病种类型。《备急千金要方》对传染病有专门论述，"凡遇时行热病，每必瘀着发黄"。董汲《小儿斑疹备急方论》对麻疹、痘（天花）分别进行论述。窦汉卿《疮疡经验全书》对"喉痹（白喉），腮腺炎（痄腮）"已有相当认识。张杲《医说》提出水痘病名，并论述其特征，"若痘皮薄如水疱，破即易干者，谓之水痘"。清代王孟英之《随息居霍乱论》，陆九芝之《霍乱论摘要》，赵海仙之《赵氏霍乱论》，皆为治霍乱之专书。清代郭右陶之《痧胀玉衡》，随万宁之《羊毛瘟证论》，徐子默之《吊脚痧方论》等书，皆对痧症（痧症即杂疫，一名干霍乱，又名痧胀）的防治进行研究。《肘后备急方》列有"天行痢疾目"，对痢疾的传染性已有一定认识。清代孔以立之《痢疾论》，吴本立之《痢证汇参》，吴士瑛之《痢疾明辨》，皆对痢疾之辨证论治进行论述。清代郑有岩《鼠疫约编》、罗芷园（增辑）《鼠疫良方汇编》两部专书记载了鼠疫的传播、流行及其治疗。金德鉴的《烂喉丹痧辑要》记载了猩红热，明确指出猩红热的传染性。郑梅涧《重楼玉钥》确切记载了白喉。薛己所著《疠疫机要》、沈之问《解围元薮》为麻风病专书，书中提出麻风病的传染性及大风子等治疗药物，对麻风病的防治理论有了很大发展。陈司成在《霉疮秘录》中用砒霜治疗梅毒，为世界首创。龚居中《痰火点雪》、卢之颐《痎疟论疏》分别对肺痨（肺结核）和疟疾进行论述。郑全望《瘴疟指南》也对传染病进行了详细的分科研究。《温疫论·杂气论》提出温疫种类繁多，"众人有触之者，各随其气而为诸病者。其为病也，或时众人发颐，或时众人头面浮肿，俗名为大头瘟是也。或时众人咽痛，或时声哑，俗名为虾蟆瘟是也。或时众人疟痢，或为痹气，或为痘疮，或为斑疹，或为痘疮疔毒，或时众人目赤肿痛，或时众人呕血暴下，俗名为瓜瓤瘟、探头瘟也。或时众人瘿瘆，俗名为疙瘩瘟是也，为病种种，难以枚举"。

传染性疾病在流行过程中，除致病主因外，人体防御能力即正气的状况也是一个重要的流行因素。《素问·刺法论》关于"正气存内，邪不可干"的论述，指出外邪的进入，只有在人体正气虚损，防御能力减退，或邪气的致病能力超过人体防御力时才可发生。《灵枢·百病始生》"风雨寒热，不得虚，邪不能独伤人。卒然逢疾风暴雨而不病者，盖无虚，故邪不能独伤人。此必因虚邪贼风，与其身形，两虚相得，乃客其形"，进一步说明正气的强弱是外邪侵入人体引发疾病的决定因素。同时古人认为自然环境变化，如气候变化、五运六气的变化以及社会环境的状况都是传染病流行的影响因素。

传染病的感染途径，有经皮毛而入。由于皮毛开合失司，卫外功能低下，防御能力减弱导致病邪侵入。有经口鼻而入，"口鼻之气，通于天气"，外界致病之邪每易通过人的口鼻而侵入。通过口鼻而侵入人体的病邪，其病位多在肺卫。正如叶天士所说的"温邪上受，首先犯肺"，不仅提出疾病感染途径，而且指出首先犯肺的病位所在。《温疫论》明确指出口鼻传染的途径："疫者感天地之疠也，……邪自口鼻而入。"有经消化道而入者，口气通于胃，入口不洁而使毒邪侵入。《诸病源候论》："人有吉凶，坐席饮啖，而有外邪恶毒之气随饮食入五脏，沉滞在内，肢体沉重，心腹绞痛，乍瘥乍发，以其因食得之，故谓之食注"；《备急千金要方》："夫霍乱之病，皆因饮食，非关鬼神"，均提出传染性肠胃炎"病从口入"的传播途径。《伤寒论·辨阴阳易差后劳复病脉证治》认识到"阴阳易"这种疾病通过性生活途径传播。

在推断传染病成因时，主要有"伏邪"说与"外邪"说两种观点。《素问遗篇》有运气致病说，"司天在泉，升降不时，五运暴郁，刚柔失守，三年化疫"。《素问·生气通天论》提出"冬伤于寒，春必病温"是温病伏邪的最早系统理论。王叔和在此基础上提出"寒毒藏于肌肤""伏寒变为温病"的伏邪理论。宋代"胎毒"致病说，是对"伏邪"理论的扩充。对于"外邪"致病，《左传》总结出病因的概念，即"天有六气，淫生六病"。先秦时占主导地位的"瘴气"学说，与后世"戾气"说一脉相承。巢元方所著《诸病源候论》有"时行病者，是春时应暖而反寒，夏时应热而反冷，冬时应寒而反温，非其时而有其气。是以一岁之中，病无长少，率相似者，此乃时行之气也""夫时气者，此皆因岁时不合，温凉失节，人感乖戾之气而生，病者多相染易，故预服药及为方法以防之"的相关论述，提出自然气候异常即"时气"对传染性疾病的形成起主要作用。张石顽云"时疫之邪，皆从湿土郁蒸而发，不异瘴雾之毒，或发于山川原陆，或发于河井沟渠"；杨栗山云"毒雾之来也无端，烟瘴之出也无时"，二者均主张"瘴雾"之邪是疫病的病因，与"戾气"说密切相关。吴有性《温疫论》完善了"戾气"致病的病因说，认为疫病为感天地之戾气所成，通过口鼻侵犯机体，提出"外邪"致病论，从而使中医对传染性疾病病因的认识达到新的高度。

传染病病机分正盛邪实、正虚邪实和虚实夹杂。正盛邪实即"邪气盛则实"，邪正交争，为有余之病。如《素问·玉机真脏论》指出五实证候特点，即"脉盛，发热，腹胀，关格不通，闷瞀"，分别与传染性疾病初、中期临床表现相近。正虚邪实："精气夺则虚"，邪热久稽，耗伤正气，而病邪仍盛。虚实夹杂:《通俗伤寒论》指出，气血虚损，注意防止"虚中杂实，虽通体皆现虚象，一二处独见实证，则实证反为吃紧"，提示后世治疗传染病时要谨守病机，灵活辨证施治。

中医认为传染性疾病的变化规律为病先及表，次及里。初起病浅，继之病深。"卫之后方言气，营之后方言血"，反映了病邪由表入里的过程。三焦受邪，病初犯上焦，继而中焦、下焦。病变程度由轻微转重，正气由强变弱。邪犯肌表，病在浅表，如温病之卫分证、伤寒之太阳证。此时正气充盛，邪正交争，病情多轻。邪由浅入里，如伤寒之太阴病，温病之营血证，多为邪气盛正气虚损。

针对疫病致病的酷烈性、秽浊性、特异性等特点，与病种多样、传播途径广泛、病因病机复杂多变、传变有一定规律性的情况，中医建立的"未病先防，已病防变，瘥后防复"的防重于治的预防医学思想，成为中医防治传染病的重要指导思想。《素问·四气调神大论》强调"不治已病治未病，不治已乱治未乱""夫病已成而后治之，譬如渴而穿井，斗而铸锥，不亦晚乎"的防重于治的学术思想，而"正气存内，邪不可干""邪之所凑，其气必虚"的发病观，奠定了这一医学思想的理论基础，继而提出"内养正气，外辟邪风""顺四时阴阳""虚邪贼风，避之有时"的防护原则。朱丹溪在《丹溪心法》中赞成"与其救疗于有病之后，不若摄养于无疾之先"。由此前人总结出一系列调摄精神，节欲保精，调节饮食，运动健身等预防保健措施。

《难经》《伤寒杂病论》对"治未病"思想从临床治疗角度又做了进一步发挥。《素问·八正神明论》明确提出"上工救其萌芽"的防治思想，《素问·刺热论》："病虽未发，见赤色者刺之，名曰治未病"；《难经》："所谓治未病者，见肝之病，则知肝当传之脾，故当先实脾，无令使受肝之邪，故曰治未病"，均是对"治未病"理论的充实。《伤寒杂病论》指出："若人能养慎，不令邪风干忤经络；适中经络，未流传脏腑，即医治之。四肢才觉重滞，即导引、吐纳、针灸、膏摩，勿令九窍闭塞。更能无犯王法、禽兽灾伤，房室勿令竭乏，服食节其冷热苦酸辛甘，不遗形体有衰，病则无由入其腠理。"

而整个六经辨证体系，就是对伤寒病发展变化规律的系统研究。尤其在辨证立法中，重视顾护胃气、"急下存阴"救护津液的大法与温病"有一分津液，便有一分生机"的思想，都体现防止病邪深入的治疗特色，为传染性疾病的治疗提供了理论指导。譬如古人在护养麻疹患儿病中时嘱慎避风寒，以防麻疹内陷迫肺致喘。对于"瘥后防复"的防护思想，《素问·热论》已有警示，"病热少愈，食肉则复，多食则遗，此其禁也"。《金匮要略》中诸多饮食宜忌，《伤寒论》中防止"瘥后劳复"等众多卓有成效的防止疾病复发措施，都是中医"治未病"思想的体现，对指导临床有深远的意义。

隔离检疫医事制度的实施在很大程度上可防止传染病的扩散。《汉书·平帝纪》载有"民疾疫者，舍空邸第为置医"的隔离预防疫疠措施，也是最早医院雏形的记录。《后汉书·皇甫规传》载皇甫规在陇右时"军中大疫，死者十三四，规亲入庵庐巡视……"说明当时采取对疫病设置专门隔离区"庵庐"进行治疗的正确手段。《魏书·世宗宣武帝纪》载北魏宣武帝"诏令太常别立一馆，使京畿内外疾病之徒，咸令居处，严敕医署，分师疗治"，是早期政府实施的隔离防病措施，对传染病实施专人、专科、专地治疗。《晋书·王廙附王彪之传》也载"永和末，多瘟疫，旧制朝臣家有时疫染易三人以上者，身虽无病，百日不得入宫"的防疫制度。隋代设"疠人坊"隔离麻风病人，在长安、洛阳各州设立"养疠坊"，并规定："两京养疠坊给赤田十顷，诸州七顷"；唐代释道宣《续高僧传》亦有"疠人坊"记载："又收养疠疾，男女别坊，四时供养，务使周给"，二者反映了早期由政府负担治疗费用的医事制度。清代谢清高在《海录》中记载对外来海船进行海港检疫以防痘疮进入国内的制度。

保持良好的环境卫生和个人卫生，使内外整洁，无污秽之气，有助于防止感染疫病，古人对此也早有认识。早在《山海经》就提出人畜分居，清扫房屋，除虫洗澡等卫生防病措施。《管子·禁藏》篇："春三月，杼井以易水所以去其毒也"；《淮南子·氾训论》："猘狗自不投于河"，均重视水源卫生。《礼记》提倡"鸡初鸣，洒扫室堂及庭"，以保持居室环境卫生。战国时燕国铺设陶制地下水道来排除积水，保持城市环境卫生。《说文解字》关于"厕、圊、溷"的记载，可窥测古代对厕所等公共设施的重视和家畜圈养的习俗。《后汉书·张让传》载毕岚"作翻车渴乌（一种汲水和洒水功能机械）施于桥西，用洒南北郊路，以省百姓洒道之费"，说明有了由百姓共同负担费用的卫生制度，并有专人研制洒水卫生器具来清洁环境卫生。"汉瓦窦"的出土可见当时地下排水设施的良好状况。《备急千金要方》提出井水消毒、空气消毒和雄黄、朱砂为消毒药物等预防传染病的方法。王士雄在《霍乱论》中指出"人烟稠密之区，疫疠流行……故为民上及有心力之人，平日即宜留意，或疏浚河道，毋使积污，或广凿井泉，毋使饮浊，直可登民寿域"，提出重视水源清洁，以防疫疠流行。

此外，古代设有专人负责维护环境卫生。《唐书·百官志》设有专门管理公厕的官员，"宫中掌匽厕，为授署令丞"。宋除设立"养济院""安济坊""慈幼局"等卫生设置外，还专门设有清理下水道的"淘渠人"、专门负责收集粪便的"倒脚头"、专收米泔水和残余食物的"倒泔脚"等专门维护环境卫生的人员。

对于患尸的正确处理，客观上也保持了城乡环境卫生，在一定程度上防止疫病传播。《魏书·世宗宣武帝纪》载北魏宣武帝时"诏令埋葬露尸"。唐德宗大历年间，"有乡葬，安善死人"，以避免病死之人曝尸荒野而传播疾病。南宋洪迈的《容斋随笔》载11世纪火葬之风盛行。清代林起龙在《伤暑全书》所附《温疫论》序言中记载，康熙年间渔阳天花流行，有人设坛厂购求天花患儿尸体焚烧，以减少污染。清代在战乱疫病流行时，民间组织义工收埋街头露尸，诸多举措对于防止传染性疾病流行起了很大的作用。

保持良好的个人卫生亦是防止传染病的重要手段。屈原《楚辞·渔父》中有"新沐者必弹冠，新浴者必振衣"的良好卫生习惯。《汉律》载"吏五日得以下沐，言休息以洗沐也"，说明重视个人卫生，而且将其作为设置假期的根据。汉武帝已有使用唾壶的习惯，应邵《汉官仪》载："武帝时以安国为侍中……特听掌御唾壶。"《备急千金要方》有"常勿唾也"的记载，示人养成不随地吐痰的良好习惯，保护环境卫生。宋元祐年间"浙中少皂荚，澡面、浣衣，皆用肥珠子"（南宋·庄季裕《鸡肋编》）。《本草纲目》则提出"天行瘟疫，取已病人衣服于甑上蒸过，则一家不染"。

饮食卫生，古人尤为慎意。孔子不食腐；墨子也说"饮食之不时，饥饱之不常，百姓蹈疾疬而死者，不可胜数"；《金匮要略》强调"果子落地经宿，虫蚁食之者，人大忌食之"；《备急千金要方》指出"勿食生肉，伤胃。一切肉惟煮烂"；《本草纲目》说"凡井水有远处从地脉来者为上，有从近处江湖渗来者次之。其城市近沟渠污水杂入者成碱，用须煎滚，停一时，候碱澄乃用之"，均强调对饮食卫生的重视。

对传染媒介如昆虫、动物的认识及消灭，中医有其独到见解。《金匮要略》甚至将虫兽所伤列为病因条。清代洪雅存《北江诗话》记载清乾隆年间云南鼠疫传染为患时说："赵州有怪鼠，白日入人家，即伏地呕血死，人染其气，亦无不亡殒也"。《诗经》："十月……穹窒熏鼠，塞向墐户"，说明古人早有以抹墙、堵洞、烟熏等法灭鼠的习俗。《本草纲目》用砒霜"以和饭毒鼠"消灭鼠害。《左传》记载有"国人逐瘈狗"之举,《备急千金要方》则警示"凡春末夏初,(犬)大多发狂,必诫小弱持杖以预防之"。汉石刻"武氏祠驱虫图"反映了当时除灾灭病的举措。宋绍圣年间"洪州更有制售驱蚊药者"(《坚夷志·工志》)。清代汪期莲《瘟疫汇编》论及传染病流行与传染媒介相关,"忆昔年入夏,瘟疫大行,有红头青蝇,千百为群,凡入人家,必有患瘟而死之者"。《本草纲目》详细记载由百部、蓍草等药物制成的杀蝇驱蝇药和用艾、菖蒲、苦楝子等药物燃烧驱杀蚊虫法。《孙公谈圃》记载"泰州西溪多蚊,使者行按左右,以艾熏之"。北宋著名藏书家温革《分门琐碎录》载有《驱蚊诗》:"木鳖芳香分两停,雄黄少许也须称。每到黄昏烧一炷,安床高枕至天明",同时记载了防虱、熏虱法:"百部,秦艽,两合捣为末,以焚香样熏笼蒸放至晨向上垂之,虱自落尽""床有壁虱,干菖蒲,切片置床下,可走壁虱""床有壁虱时,烧百部根熏之便绝"。

为保护易感人群,古人从锻炼身体、服食药饵、免疫接种等方面进行了探索。《金匮要略·藏府经络先后病》认为"若人能养慎,不令邪风干忤经络,病则无由入其腠理",保持良好生活习惯即可预防疾病的侵染,《备急千金要方》《食疗本草》提出许多养性、辟谷、食治、退居、补益、导引等法来加强个人防护抗病能力,故张介宾称赞古人"预防之道,由于治于未形,所以用力少而成功多"。古人善于服食药饵对传染病进行主动预防,《诸病源候论·时气令不相染易候》认为"此病皆因岁时不和,温凉失节,人感乖戾之气而生病,则病气相染易,乃至灭门,延及外人,故须服药及为法术以防之"。《肘后备急方》防治脚气"不必待时,便与酒煮豉服之",而且具体记载了服用"太乙流金散"以防治瘟病。《北史·樊子盖传》载吐谷浑一带多瘴气,用青木香防露瘴之邪的方法,不失为主动预防的一种有效措施。古代验方记载了马齿苋治疗肠道传染病、板蓝根防治暑湿夹毒(乙脑),现代研究表明,二药对病毒确有良好的防治作用。另外食醋熏蒸法、大蒜防治流行性痢疾法等至今仍然沿用。我国以发明人工免疫接种术——"种痘术"而闻名于世。《诸病源候论·射工候》中论及射工毒蛊致病病状与防治法,"此虫冬日蛰伏土内,人有识之者,取带之溪也行,防蛊,若得此蛊毒,仍以(射工屑)

上篇 疫病例说

渐服之"。据考，射工蛊毒为斑疹伤寒，射工乃其虫播媒介，此法为原始免疫接种法的雏形。《肘后备急方》所制"疗猘狗咬人方（杀所咬犬，取脑敷之，后不复发）"的方法则带有免疫预防的性质。16 世纪天花流行，人痘术在大江南北广泛应用。清代俞茂鲲在《痘科金镜赋集解》中记载了"闻种痘法起于明隆庆年间"；朱纯嘏《痘疹定论》提到"宋仁宗时，丞相王旦生子俱患痘疹"，后生子王素，得峨眉山神医种痘，方得以保全。可蠡测宋代已有专门种痘医师，实施免疫接种术以预防天花。清代康熙《庭训格言》盛赞种痘之术，使之得以在大江南北推广，逐渐走向世界。我国的种痘术是人工免疫的先驱，为人类最终战胜天花病魔做出不可磨灭的贡献。

传染病为毒邪致病，具有酷烈性、火热性、秽浊性、特异性等特点，中医对其认识已经突破了"百病皆生于六气"的传统观点。固守古法已不能尽治时病，对传染病治疗的经验和教训，促使新医学——温病学的形成，而温病学体系的完善更加有效地防止传染性疾病的肆虐。

《伤寒论》蕴含的六经辨证论治体系及先表后里、急当救里、泄热存津、急下存阴、汗、吐、下、和、温、清、消、补等治则治法思想，奠定治疗传染病的理论基础。《黄帝内经》用小金丹治疫，《肘后备急方》用"黑膏方"治疗温毒发斑，沿用至今。关于青蒿（绞汁）、常山治疟的记载，现代研究表明，常山碱甲、乙、丙，及青蒿素，都是低毒高效的抗疟剂。到宋代朱肱《类证活人书》则认为运用《伤寒论》麻黄汤、桂枝汤辛温发表方治疗传染病不能一成不变，需要因时、因人、因地灵活加入黄芩、知母、石膏、生地黄等清热解毒之品。《证类本草》《太平圣惠方》《圣济总录》有许多治疗疫疠的经验，其中至宝丹、紫雪丹、牛黄清心丸等辛凉甘寒药物治疗传染病之高热神昏颇有效验，为后世运用温病理论治疗传染病奠定了基础。

金元时期，多数医家主张"古方今病，不相能也"，认为伤寒六经传变皆是热证，六气皆从火化，疫病多为热性流行病，提倡重用寒凉，对传染病的治疗起了重要的指导作用。张元素以脏腑辨证为主，重视运气。张从正倡汗吐下法以攻邪。朱丹溪倡相火论，治疗重滋阴。李东垣重视补土以治疗发热病。罗天益在《卫生宝鉴》中，按邪热在上、中、下三焦和气分、血分不同部位分别制方用药。王履则在《医经溯洄集》中提出"以温病混称伤寒……以温热之药，若此者因名乱矣，而戕人之生，名岂不可分乎"，从概念、发病机理和治则上将温病、伤寒分开，主张"凡诊病，若无重感，表证虽闻见，而里病为多……清里热为主，而解表兼之，甚者治里而表自解者"。先贤对于传染病的治验，丰富了中医学治疗传染性疾病的学术内容，也为后世温病学的形成提供了经验。

明代汪承机等人明确提出"新感温病"的病因说及其发病机理。缪希雍首先提出伤寒、温疫"邪气之入，必从口鼻"的观点，认为伤寒六经热病为多，多为耗液伤津，故"先防亡阴，继防亡阳"，治疗主张急用辛凉甘寒，清气等法。喻昌认为外感伤寒仍须与伤暑分别，温热病为热邪久耗，真阴损伤，根据热邪的不同，治疗当从三焦论治，强调攻邪逐毒，"邪即入，则以逐秽为第一义，上焦如雾，升而逐之，兼以解毒；中焦如沤，疏而逐之，兼以解毒；下焦如渎，决而逐之，兼以解毒"。

吴又可《温疫论》主张"盖温疫之来，邪自口鼻而入，感于膜原，伏而未发者，不知不觉。已发之后，渐加发热，脉洪而数，此众人相同，宜达原饮疏之"，同时灵活运用白虎汤、承气汤，寒凉攻下，治疗疫病的各种传变。清代戴天章著《广瘟疫论》，发展吴又可瘟疫学说，完善瘟疫的辨舌、辨斑点、辨色脉等诊断方法，对瘟疫的兼证、变证的治疗更为详尽。薛生白的《湿热病篇》则对温病、温热病进行了专门论述。余霖所著《疫疹一得》强调了瘟疫与运气的关系，对斑疹的辨证颇有见地，对瘟病的诊治提倡重用石膏，所创清瘟败毒饮，为后世治疗传染病提供了临床资鉴。叶天士据前人邪自口鼻入，新感伏气之说，结合热入营血，逆传心包，辛凉解表，扶正攻下，重视养阴等学说，创立了卫气营血辨证体系，"大凡看法，卫之后方言气，营之后方言血，在卫汗之可也，到气方可清气，入营犹可透热转气，入血只恐耗血动血，直须凉血散血"，对温病的发生、发展变化及其证候表现，以及辨证论治规律，有了理论性的概括，对温病的防治，特别是对传染病的防治具有里程碑的意义。吴鞠通以"三焦为纲，病名为目"进一步完善了三焦辨证论治的体系。王孟英以《内经》《伤寒杂病论》等论病为经，以叶天士、陈平伯、薛生白、余师愚等

上篇 疫病例说

著作为纬，著成《温热经纬》，总汇了温病学文献。温病学体系的完善，为中医治疗传染性疾病开辟了新的道路。王学权在《重庆堂随笔》对治疗疫病的"清、下"两大治疗大法予以论述，"吴又可治疫主大黄，盖所论湿温为病，湿为地气，即仲圣所云浊邪中下之疫，浊邪乃有形之湿秽，故宜下而不宜清。余师愚治疫主石膏，盖所论者暑热为病，暑为天气，即仲圣所云清邪中上之疫，清邪乃无形之燥火，故宜清而不宜下，二公皆卓识，可为治疫两大法门"，值得我们深思和借鉴。

古人治疫，法度森严，良策尤多。如何借鉴前人遗留的防治传染性疾病的宝贵经验，强化现代中医治疗疾病的手段，以抗击各种传染病，是我们面临的重大研究课题。

（闫晓宇编写，张磊修订）

（二）制疫三关键

中国医药学是一个伟大的宝库。在人类与疾病斗争的过程中，中医显现了其强大的生命力。据梁峻统计，从西汉到1840年鸦片战争，中国至少发生了321次疫病流行，因此中国人民在防治疫病方面积累了丰富的经验。中医对急性传染病的防治经验是一个值得深入研究的领域。今天，当人们真正认识到西医（先明确病因再寻求治疗手段的医学）对"非典"的治疗颇感棘手时，人们终于清醒，应该求助于博大精深的中医！中医经典《素问·四气调神大论》记载："不治已病治未病，不治已乱治未乱。……夫病已成而后治之，譬如渴而穿井，斗而铸锥，不亦晚乎"，提出了未病防病，已病防传的预防思想。《素问·刺法论》对于疫病的记载有："帝曰：余闻五疫之至，皆相染易，无问大小，病状相似，不施救疗，如何可得不相移易者？岐伯曰：不相染者，正气存内，邪不可干。避其毒气……"古人对于疾病强调防重于治，这对于后世防治传染病具有重要的指导意义。那么中医到底对急性传染病有什么预防措施呢？

1. 隔离检疫制度是控制传染源的重要举措

在与疫病不断斗争的过程中，人们逐渐认识到疫病具有强烈的传染性。控制传染源、切断传播途径是控制疫病流行的先决条件，隔离检疫制度的确立和实施为保护易感人群提供了保障。

（1）隔离预防制度

在西汉初步建立了隔离预防制度：元始二年（公元2年）郡国大旱，蝗。平帝诏"民疾疫者，舍空邸第，为置医药"，这种制度的确立为后世隔离制度的完善奠定了坚实的基础。延熹五年（162年）皇甫规在陇右建立"庵庐"安置疫病患者。一般认为，这是在军队中设置专门隔离区治疗疫病的正确措施。历代沿袭了这些隔离措施。到了清朝，王士雄的《霍乱论》提出"人烟稠密之区，疫疠流行"，认为人口稠密的地方增加了人与人之间近距离接触的可能性，这也是疫病传播的重要因素之一。因此在疫病流行期间人们不宜聚众集会，而应该尽量避免近距离接触。

（2）检疫制度的实行切断了地区、国家间疫病的传播

随着社会的发展，对外交流的增加，地区及国家间人与人之间的交往机会也不断增加。这为疫病在地区，以至国家间传播提供了可能。因此，入境检疫制度的建立和实施为预防外来传染病提供了必要条件。如清嘉庆年间谢清高所著《海录》便记载了对外来海船进行海港检疫以防痘疮进入国内的制度，这种检疫制度的制定和实施，既避免了地区间的疫病传播，又避免了国家之间的传播。

总之，隔离预防和检疫制度的确立，客观上为控制疫病的传染源、切断疫病传播途径、保护易感人群做出了巨大贡献，这些隔离检疫措施一直沿用至今。

2. 良好的卫生习惯是保障

随着人类社会的进步，人们认识到良好的卫生习惯对于改善人类的生活、提高人类的生存质量具有重要意义。尤其是经历了多次大疫以后，人们更加认识到良好的卫生习惯是自我保护、切断疫病传播途径的重要方式之一。中医重视环境、个人、饮食卫生，认为内外整洁，无污秽之气，可防止发生传染病。人畜分居、清扫房屋、除虫洗澡等卫生防病措施可防止疫病流行。

（1）环境卫生

在抑制疫病传播过程中，环境卫生起着不可忽视的作用。早在春秋战国时代就有相关记载，如《礼记》载"鸡初鸣，洒扫室堂及庭"。清代尤乘《寿世青编》载："凡人卧床常令高，则地气不及……人卧室宇，当令

上篇 疫病例说

洁净，净则受灵气，不洁则受故气。故气之乱人室宇，所为不成，所依不立，即一身亦尔，当常令沐浴洁净。"《京房易传》曰："河水清，天下平。"这说明搞好环境卫生与预防保健的关系极为密切。在疫病流行时，将空气消毒、井水消毒或投入预防药物后饮用是古代预防疫病的重要举措之一。

《肘后备急方》首先提出了空气消毒法：将以雄黄、雌黄、朱砂等为主的消毒药物制成的太乙流金方、虎头杀鬼方等预防传染病的方剂，或携带于身上，或悬挂于屋中，或在房屋中烧熏进行空气消毒。唐代孙思邈及后世部分医家继承了这种空气消毒的方法。另外，在疫病流行的时候，古人深刻地认识到掩埋患疫者的尸体、杀灭苍蝇是净化环境、预防疫病传播的重要措施。对患疫者尸体的处理是切断疫病传播的重要手段之一。西汉元始二年（公元2年）平帝诏"……民病疫者……赐死者一家六尸以上葬钱五千……"《后汉书·孝安帝纪第五》载"会稽大疫，遣光禄大夫将大医循行疾病，赐棺木……"北魏宣武帝"诏令埋葬露尸"。唐永淳元年（682年）高宗"诏所在官司埋瘗"；大和六年（832年）春，文宗诏："……有一门尽殁者，官给凶具，随事瘗藏。"这些埋葬尸体以切断病源的政策实施，说明古人早已认识到患疫者尸体是重要的传播媒介之一。因此，正确地处理尸体避免了病死者的尸体暴露荒野而传播疾病。这表明了古人对于切断疫病的传播途径有了进一步的深刻认识。到了清朝，刘奎的《松峰说疫》记载了"凡瘟疫之流行，皆有秽恶之气……试观入瘟疫之乡，是处动有青蝇……"说明当时已认识到苍蝇是传播疫病的重要媒介。因此，该书相应地提出了"逐蝇祛疫法"。

水是人们生活的必需品，水源的清洁是人体健康的重要保障。晋代葛洪的《肘后备急方》首先提出了井水消毒法："当家内外有井，皆悉着药辟温气也"，提出井水消毒对预防疫病的重要性。唐代孙思邈的《备急千金要方》中亦有完全相同的记载。清代刘奎的《松峰说疫》记载有"范文正公所居之宅，浚井先必纳青术数斤于中以避瘟"。清代王士雄《霍乱论》亦提出"疫疬流行……平日即宜留意，或疏浚河道，毋使积污，或广凿井泉，毋使饮浊。直可登民寿域"。可见保持水源的清洁，或在井中投放相应的药物，对预防疫病具有重要意义。

（2）个人卫生

在强调良好的环境卫生在疫病预防方面起着重要作用的同时，个人卫生亦不可忽视。众所周知，唾、痰是疫病传播的重要媒介之一，养成不随地吐痰的习惯亦能减少疫病的传播。从史书记载可知，早在汉武帝时期就已有使用唾壶的习惯。应邵《汉官仪》载："武帝时以安国为侍中……特听掌御唾壶。"另外，沐浴习俗的形成不仅提高了人们的生活质量，同时也为疾病的预防打下了坚实的基础。这也要求人们不仅在平时要养成勤洗手、勤洗澡、讲卫生的生活习惯，在疫病流行的时候，人们更应该发扬这种习惯，因为它们对于疫病的预防具有重要的意义。据大量的文献记载，在古代药浴已广泛应用于疫病的预治。如《备急千金要方》中载"凡时行疫疠，常以月望日，细锉东引桃枝，煮汤浴之""水解散治时行头痛壮热一二日方：桂心、甘草、大黄（各二两），麻黄（四两）。上四味治下筛，患者以生熟汤浴……（《延年秘录》有黄芩、芍药各二两。《古今录验》无甘草，有芍药。治天行热病生疱疮疼痛及解肌出汗）"但值得注意的是，在"疫邪已退，脉证俱平，但元气未复"时，要禁止沐浴，以防疫病复发。

（3）饮食卫生

"安身之本，必资于食"，这不仅强调了食物对人和动物生存的意义，同时强调良好的饮食卫生习惯可以避免病从口入。孔子强调不食腐的饮食卫生习惯。不好的饮食卫生习惯会导致疾病的流行，如墨子说："饮食之不时，饥饱之不常，百姓蹈疾病而死者，不可胜数。"对于饮食不洁致病的记载，历代医书比比皆是，不胜枚举。

3. 药物预防是关键

对于疫病的预防，除做好隔离，保持良好的环境、个人、饮食卫生习惯以外，尚需重视药物预防。中医的药物预防不仅仅是针对病源采取攻邪的方法治疗，而是强调重在预防。隋代巢元方的《诸病源候论》记载有"……人感乖戾之气而生病，则病气转相染易，乃至灭门，延及外人，故须预服药，及为法术以防之"。中国古代医家除采用内服中药对传染病进行预防外，尚有用药粉搽拭全身、佩戴、屋中悬挂或烧熏等多种方法。

上篇 疫病例说

（1）口服中药预防疫病

上工治未病，强有力的预防措施对于疫病的防治具有重要意义。中医在预防疫病时，既注重攻邪，又注重扶正。这种哲学思想体现在预防药物的有机配伍上。葛洪用柏枝散预防疾疫流行（《删繁方》亦用之），并强调"熬豉，新米，酒渍，常服之，以断温病，令不相染"。《肘后备急方》用避瘟疫药干散（大麻仁、柏子仁、干姜、细辛、附子）等方药来预防疫病。《千金方》记载断温疫用赤小豆丸方（赤小豆、鬼臼、鬼箭、丹砂、雄黄）。《延年秘录》用豉汤方（豆豉、伏龙肝、小儿小便）进行防疫。

在服法上，古人强调疫病流行期间要"朝朝服""月月朔望服""举家（各）服"。这不仅强调了服药的时间，即疫病流行时，人们应每日或每月服药以避疫，而且强调了服药人数的广泛性。

（2）饮药酒防疫

《肘后备急方》记载饮屠苏酒（由大黄、白术、桂心、桔梗、蜀椒、乌头、菝葜等药制成）"辟疫气，令人不染温病及伤寒"，并提出"饮先从小起……一人饮一家无疫，一家饮一里无疫，饮药酒得三朝，还滓置井中……当家内外有井，皆悉着药，辟温气也"。《小品方》所载的正朝屠苏酒法预防温疫、《备急千金要方》所载屠苏酒、《外台秘要》所转引的《肘后》屠苏酒、《寿世保元》所载的屠苏酒、《松峰说疫》所载的屠苏酒等都是一样的，可见，屠苏酒对于预防疫病具有很好的作用。

（3）药粉涂搽全身预防疫病

《肘后备急方》《备急千金要方》皆记载辟温气用雄黄散方涂五心、额上、鼻、人中及耳门预防疫病。《肘后备急方》记载了"姚大夫，辟温病粉身方——川芎、白芷、藁本（各等分），上三味治下筛，纳（米）粉中以涂粉于身"。《备急千金要方》称此方为粉身散。

（4）悬挂、佩带、烧熏药物避疫

《延年秘录》《备急千金要方·卷九·伤寒方上》记载用桑根悬门户上，同时让人佩戴来预防温疫。《肘后备急方》记载了早晚及半夜，在户前用微火烧杀鬼烧药方的防疫方法；首载用太乙流金方、虎头杀鬼丸等辟温气方。方以雄黄、雌黄为主药研末，绛袋盛，佩戴于身，并挂门户上。

若逢大疫之年，要在中庭烧之。温病人亦烧熏之，此方皆被《备急千金要方》《外台秘要》等古医书转载。另外，尚有《肘后备急方》用"女青屑"贮系户上帐前、马蹄末捣屑佩戴。《胡洽方》用七味杀鬼丸;《备急千金要方》用十七味杀鬼丸，在"辟温处烧之，杀鬼去恶毒气。若大疫家可烧，并带行"。

（5）疫病愈后防复

疫病伤人最速，对人体正气的损伤极其严重，因此，疫病愈后需防止复发。首先，要注意饮食禁忌。晋代葛洪《肘后备急方》提出："凡得毒病愈后百日之内，禁食猪、犬、羊肉，并伤血及肥鱼久腻，干鱼则必下大痢……又禁面食、胡蒜、韭薤、生菜、虾辈，食此多致复发则难治……"这些愈后的禁忌食物多是不易消化的食物。大病之后必伤正气，脾胃的消化功能减退导致对猪、犬、羊肉等食物无法正常运化，因此"必大下痢"。其次，要慎房事。《肘后备急方》载："若瘥后，病男接女，病女接男。安者阴易，病者发复，复者亦必死。""卒阴易病，男女温病，瘥后虽数十日，血脉未和，尚有热毒，与之交接者，即得病，曰阴易杀人。甚于时行，宜急治之。"《梅师方》亦记载有"治伤寒瘥后，交接发动，困欲死，眼不开，不能语方"，这些记载强调了疫病瘥后不能行房事以防生变证的观点。再次，要避免梳洗沐浴、多言妄动。明代吴有性《温疫论》提出"疫邪已退……但元气未复，或因梳洗沐浴，或因多言妄动，遂致发热，前证复起，唯脉不沉实为辨，此为劳复"。最后，注意巩固治疗，防止自复。《温疫论》提出："若无故自复者，以伏邪未尽……"

综上所述，中国古代预防疫病的措施历代沿袭，继承较多，发展较少。这些措施紧紧围绕着疫病的传染性来制定。因此，古人认为依据消灭传染源、切断传播途径、保护易感人群等原则确立的隔离检疫措施是预防疫病流行的前提，养成良好的卫生习惯是预防疫病的保障，药物预防提高人体的抵抗免疫能力是预防疫病的关键。但对于疫病的治疗，古人强调不可拘泥于古方，而应根据现行疫病的特点采取相应的治疗措施，即"瘟疫之来不可先定方，瘟疫之来无方也"。

（刘学春　王光涛）

（三）以史为鉴论新冠病毒肺炎

2002 年 11 月我国广东省发现了一种严重的呼吸道传染病，并迅速向香港地区和内地各省市蔓延，随后波及全球 30 多个国家和地区，被称为 21 世纪人类遭受的第一场瘟疫。在人类自认为控制了大多数传染病的今天，面对这样一场突如其来的灾难，不能不让人感到惊恐。然而，如果我们翻开历史就会发现，传染病这个人类的天敌一刻也没有停止对人类的侵害，而人类也始终与传染病进行着顽强的斗争。

威廉姆·麦可尼（William McNeill）在《瘟疫与人》中曾这样写道："才智、知识和组织都无法改变人们在面对寄生性生物入侵时的脆弱无助，自从人类出现，传染性疾病便随之出现，什么时候人类还存在，传染病就存在。传染病过去是，而且以后也一定会是影响人类历史的一个最基础的决定因素。"

千百年来，各种致病的微生物一刻也没有离开过人类的世界，相反，它们随着人类的演进而不断地变化，在我们的体内寻求适合的存在方式。当这些微生物变异到足以突破我们的免疫防线时，疾病出现了，蔓延了。

无论是 18 世纪全球流行的鼠疫，还是 1918 年的流行感冒；无论是多少年来困惑世人的天花，还是伴随着战争而肆虐无忌的霍乱……关注历史后不难发现，人类与流行疾病的斗争总是以人类的胜利而告终。这是毫无疑问的历史，但是在这些胜利的背后，也许积累的汗水、泪水甚至是血水才是历史的真谛。书写历史的是智慧、是生命，从来就不是病毒。

1. 从古到今，中国人民与疫病的较量从未停止过

古代称传染病为疫、疫疬、温疫、温病、伤寒等。从《史记》所载（公元前 369 年）起到明朝末年（1647 年），仅正史记载就有 95 次疫病大流行，238 年有疫病流行或大流行，可见，人类与疫病的较量从没停止过。

对传染病的预防，远在两千多年前《内经》就有记载，并认识到未病先防的重要性。从汉代开始，医书里都把传染病作为重点项目加以关注。据统计，中国古代论伤寒的书籍多达 250 余种，可见古人对传染病的重视。

16 世纪我国民间就采用人痘接种预防天花，开创了以免疫学方法预

防疫病的先河，其后传入欧洲。直至 18 世纪，英国的琴纳（Jenner）才创用牛痘苗预防天花。

新中国成立前，由于城乡卫生条件极差，鼠疫、霍乱、天花等烈性传染病流行猖獗，五大寄生虫病感染数千万人，解放初期我国就有 1100 多万人患血吸虫病，3000 余万人患疟疾，2400 万人感染丝虫病，50 余万人患黑热病。

新中国成立后，政府把防治危害严重的传染病作为卫生工作的中心任务，并采取了一系列措施。如：（1）1949 年国家就把霍乱作为大力控制的重点疾病，各地认真贯彻综合性防治措施，使霍乱迅速得到控制以至消灭。1952 年天津市发生最后 1 例霍乱，之后我国即再无霍乱发生。（2）卫生部在 1950 年提出防治天花，为全国人民免费种痘。全国卫生人员根据人口登记册种痘，接种率达 90% 以上。同时加强了对天花病人的管理和报告，发现病人立即隔离、护理、治疗、消毒、加强监测。并通过强化免疫，在西南边境地区建立了广阔的国境免疫带，防止天花传入。1961 年后，天花在我国已经停止传播，我国最后 1 例天花病人发生在云南西盟县。（3）在解放区，从 1948 年开始，即大力开展鼠疫防治运动。1949 年 10 月在原察哈尔省北部的宝康、内蒙古正白旗和张家口地区发生鼠疫流行。按照周恩来总理指示，立即组成以董必武为主任委员的中央防疫委员会，派出中央防疫总队和地方防疫队共 1000 余人，奔赴疫区开始紧急防治工作，开展了群众性的灭鼠灭蚤运动。疫情于 11 月中旬得到控制。（4）20 世纪初，在我国的山东、安徽、河南、新疆等地，陆续发现有黑热病的严重流行。中华人民共和国成立初期，卫生部门在上述病区和黄河两岸病流行区组建了黑热病防治研究所，防治区积极开展调查研究和防治工作。1951 至 1958 年，全国共治疗黑热病人 63 万余人，同时扑杀病犬，用药物杀灭白蛉，至 1958 年大部分流行区已基本消灭了黑热病。（5）体虱传染的回归热曾在我国流行，在四川古蔺、叙永等县，1950 年发病 59370 余例，贵州省毕节地区 1950 年发病 17022 余例。经过积极治疗和发动群众采取灭虱措施后，半年内就控制了流行。

今天，中国人民又面对着一种新的流行病——新冠病毒肺炎，中国政府也正在领导全国人民采取前所未有的强有力措施抗击着新冠病毒肺炎。

上篇　疫病例说

43

2. 人类与传染病将进行长期斗争

随着社会的进步，医学的发展，人类的健康水平越来越高。从表1各个历史时期中国人口平均寿命的统计数字，我们可以看出，我国人民正逐步走向长寿之路。

表1　各历史时期中国人口平均寿命表

	平均寿命（岁）	
夏代	18 岁	
秦汉	20 岁	
东汉	22 岁	
唐代	27 岁	
宋代	30 岁	
清代	33 岁	
民国时期	35 岁	
新中国	1957 年	57 岁
	1981 年	68 岁
今天，上海、广州等大城市的人均寿命已与世界发达城市相同，为 76 岁以上		

但是，传染病的威胁时时存在，世界卫生组织（WHO）发布的危害人群健康最严重的 48 种疾病中，传染病和寄生虫病占 40 种，占病人总数的 85%。全世界每年有 1700 万人死于传染病，传染病在我国仍是危害人民健康的最大因素。

新的传染病不断出现，近 20 年来，新增加了 30 多种新传染病，如艾滋病、疯牛病（克－雅氏病）、病毒性肝炎（丙型、丁型、戊型、庚型）等等。包括这次新冠病毒在内的新病毒的出现，都将给人类带来严重的危害。正如诺贝尔奖获得者莱尔德堡格 (Lerdberg）所说，"同人类争夺地球统治权的唯一竞争者就是病毒"。因此，人类与传染病的斗争将是艰难的、长期的。

3. 科学方法与技术是战胜传染病的强大武器

现代医学最伟大的成就之一，就是让传染病在世界上大部分地区不再成为对人类生命健康的重大威胁。以美国为例，在 100 年前，导致死亡的三种最主要的疾病都是传染病，即肺炎、肺结核和腹泻。而现在，三大生命杀手则是心脏病、癌症和中风。

历史上，人类曾经饱受疫病带来的痛苦，而现代科学使人类在与瘟神的较量中逐渐占据上风。

（1）曾导致欧洲超过 1/3 人口死亡的疫病

历史上最骇人听闻的疫病之一是所谓的"黑死病"，也就是现在所说的鼠疫。鼠疫对于亚洲、非洲和欧洲来说，就是一场恐怖的灾难，甚至改变了历史进程，如它间接促使了东罗马帝国的崩溃。直到 19 世纪后期细菌学创立后，鼠疫的病源和传播途径才逐渐明朗。1894 年，法国细菌学家耶尔森在香港调查鼠疫时，发现其病原体是一种细菌，这种细菌后来就被命名为耶尔森氏杆菌。1898 年，另一位法国人西蒙德确定了鼠疫的传播途径是跳蚤把病菌从老鼠传播到人。到 20 世纪中叶，抗生素的发明使得鼠疫成了容易治愈的疾病，而公共卫生和居住环境的改善也切断了鼠疫的传播途径。现在，鼠疫已变得非常罕见，已非不治之症。

（2）令人产生永久印迹的疫病

另一种恐怖程度可与鼠疫相比的传染病就是天花。古代世界大约 60% 的人口受到了天花的威胁，1/4 的感染者会死亡，而大多数幸存者会失明或留下瘢痕。有历史学家形容说，18 世纪的欧洲，一个女人，只要面孔没有天花的痕迹，就意味着具有不同寻常的美貌。幸运的是，天花已被人类彻底消灭，成了第一种，也是至今唯一一种被消灭的传染病。天花危害人类的历史可能比鼠疫还要久远，据传天花在 3000 多年前起源于印度或埃及。从现存古埃及法老拉美西斯五世等人的木乃伊上，可以发现天花留下的瘢痕。

天花是感染天花病毒引起的，无药可治，但是一旦得过天花却生存下来，体内就有了对抗天花病毒的免疫力，不容易再得天花。这一点很早就被人们认识到，在古代中国和其他国家，都有人尝试利用这个特点预防天花——从天花病人的伤口采集疫苗接种到健康人身上，但是这种做法容易引起严重的副作用，甚至死亡。

1798 年，英国医生琴纳首创接种牛痘。但是种痘并没有得到大力推广，在琴纳发明牛痘接种术 150 年后，世界上每年仍然有约 5000 万人得天花。直到 1967 年，世界卫生组织发起了消灭天花运动。1980 年世界卫生大会正式宣布天花被完全消灭，天花病毒在自然界已不存在，只有美国和俄罗斯的实验室还保存着样本。

（3）历史上死亡人数最多的一次疫病

历史上死亡人数最多的一次疫病既不是鼠疫，也不是天花，而是几乎人人都得过的流行性感冒。1918年，一场致命的流感席卷全球，造成了2000万～5000万人死亡。在那一年，近1/4的美国人得了流感，导致50多万人死亡，几乎一半的死者是健康的年轻人。平时流行的流感虽然没有这么致命，但是平均每年在美国也导致11万多人住院，3.4万人死亡。作为一种由病毒引起的传染病，治疗流感没有特效药，一般可以注射流感疫苗预防，有效率为70%～90%。由于流感病毒极其容易发生变异，所以每年流行的流感病毒类型不一样，必须每年注射疫苗才能发挥作用。

两个世纪以来，人类战胜疾病的速度越来越快，能力也越来越强。法国著名科学家巴斯德在1885年发明了狂犬病疫苗，征服了狂犬病。结核病是一种古老的疾病，我国古代称其为"痨病"。1882年，德国医生科赫运用先进的细菌学技术分离出了结核杆菌，1884年又分离出了霍乱弧菌。1921年，预防结核病的卡介苗脱颖而出；1928年，世界上第一种抗生素青霉素应用于治疗，同年，一种治疗百日咳的疫苗诞生；1944年，美国人发明了链霉素……多种疫苗和抗生素的研制成功是人类与传染病斗争的重大成果。

人类同传染病的斗争是无止境的。尽管我们已消灭或基本消灭了许多种在历史上作恶多端的传染病，但是新的致命性传染病会随时出现，例如艾滋病、埃博拉病毒、军团菌、西尼罗病毒、疯牛病以及最近出现的新冠病毒肺炎，都会引起恐慌或造成重大社会问题。瘟神的挑战无休无止，我们不能放松警惕。在与瘟神的作战中，人类也许无法获得全盘的胜利，但却能够赢得一场又一场的战役，而我们手中最强大的武器，是科学方法和现代医学技术。

4.传统中医学对传染病的预防

远古时代的中国，由于科学技术的滞后和理论的不完善，最初，古人们把烈性传染病的传播，误以为本来是载体的"风"所造成，把烈性传染病用一个很文学性的词语概括为"山岚瘴气"，所以就编织了很多针对

"风"的处方。例如，金代赵大中编辑的《风科集验方》，共 28 卷，载方 632 首，后经赵素增订，增至 1900 余方，成为风科最完备的著作。此外，元代释继洪的《岭南卫生方》和《澹寮集验秘方》，分别为论述山岚瘴气治法及生平历效方剂。

中医对传染病病因的认识经历了漫长的发展过程。明代末年，著名医家吴又可提出了突破性的见解"戾气"说，这种学说在细菌学、病毒学没有诞生的年代，对指导和治疗热性传染病的临床实践具有重要意义。吴又可之前的历代医家，都是从天气的异常来理解热性病的病源，结果"医者彷徨无措，病者日近危笃，病愈急药愈乱"，而他经过长期的探索后独树己见，并著书立说。他在书中写道："夫瘟疫之为病，非风、非寒、非湿，乃天地间别有一种异气所感"，明确指出"伤寒与中暑，感天地之常气，疫者感天地之疠气""然此气无形可求，无象可见，况无声复无臭"，精辟地概括出"戾气"的特点，即人的肉眼看不见但存在于自然界的物质。而且指出戾气有多种类型，"众人有触之者，各随其气而为诸病焉"，不同"戾气"所引起的瘟疫种类各异；戾气为疫邪从口鼻侵入人体，伏于"募原"，之后以九种不同方式向"表"或"里"传变；并提出治疗瘟疫的新设想，揭开了中医传染病学史上的新篇章。

清代著名医学家赵学敏所著《本草纲目拾遗》，对烟草的描述更为深入，称烟草是"奇物也，吸食须开喉长吸咽下，令其直达下焦，其气上行，则能温心肺，下行则温肝脾肾，服后能使通身温暖……用以治表，善逐一切阴邪寒毒，山岚瘴气，风湿邪闭，腠理筋骨疼痛，诚顷刻取效之神剂……"到了清代慈禧太后时期，鼻烟壶又成了驱逐瘟疫工具的载体，宫廷中的医生常以鼻烟配方的方药治疗鼻病和瘟疫。民间佩戴者，多以预防瘟疫的辟瘟散装之。

近现代传统中医学充分发挥其优势，出现了越来越多预防瘟疫的处方与药物。

作为传统药物预防的如：用"紫金锭"溶化滴鼻，以预防瘟疫；用苍术、雄黄等烟熏室内，以消毒防病；用人痘接种法，以预防天花。

新法预防如：用贯众、板蓝根或大青叶预防流感，用紫草根、苎麻根或胡萝卜等预防麻疹，用茵陈、栀子、黄皮树叶等预防肝炎，用马齿

47

苋、大蒜或茶叶等预防痢疾及其他消化道疾病，淋雨或受寒后喝姜汤预防感冒，用冬瓜、莲叶等煎汤预防暑病，服紫苏叶、甘草、生姜预防食物中毒等。

用中药进行环境预防的如：用单味药或复方药作为熏剂或水剂灭杀害虫等，其中单味药有苦参、射干、威灵仙、百部、石菖蒲、蓖麻叶、苦檀、桃叶、核桃叶、番茄叶、苦楝、蒺藜、艾蒿、白鲜皮、苍耳草、皂荚、辣椒等。

现代药理学对传统中药产生了一定的影响。藿香的全草一直被认为是对瘟疫预防与治疗功效强大的中药，可以和中开胃、止呕、辟秽化湿、解暑，主治感冒暑湿，寒热头痛，胸脘痞闷，疟疾，痢疾，口臭等病证。据现代药理研究表明：每100g藿香嫩叶含水分72g，蛋白质8.6g，脂肪1.7g，糖类10g，胡萝卜素6.38mg，维生素B1 0.1mg，维生素B2 0.38mg，维生素PP 1.2mg，维生素C 23mg。此外，藿香还含有挥发油成分，如甲基胡椒酚、茴香醚等，可促进胃液分泌，增强消化能力，对胃肠有解痉止痛的作用，对小肠蠕动具有双向调节作用；可以辟秽化湿，和中开胃，止呕，止痢。同时，藿香可扩张微血管而略有发汗作用，可以解除表邪，治疗外感表证。另外，藿香对常见致病真菌及金黄色葡萄球菌、甲型溶血性链球菌、肺炎双球菌、绿脓杆菌、大肠杆菌、痢疾杆菌均有抑制作用。藿香还可升高白细胞，提高机体免疫力，对肿瘤患者及长期接触放射线或因药物所致的白细胞低下的患者有一定作用。

此外，还有很多行之有效的中药，分别具有不同的抵御瘟疫的作用，这里只简单列举一二，以作参考。

5. 关于新冠病毒肺炎的思考

从目前的情况来看，新冠病毒肺炎的传染性与死亡率远低于流感病毒，与死亡率超过90%的埃博拉病毒相比，更是一个小角色。中国政府的高度重视和采取的一系列紧急隔离强制措施、每日疫情通报等手段，主要目的是最大限度地保护人民的健康，避免更大的损失。因为新冠病毒肺炎病毒毕竟是一种侵犯人类的传染性新病毒，我们对它的预防、控制和治疗还不是十分熟悉。历史的长河不会被短暂的事件所改变，但教训却值得永远记取。需要思考的是，像新冠病毒肺炎这类突发性事件以后还会遇到，还会对我国的国民经济和人民生活发生冲击和影响，我们的公共政策中有没有考虑紧急应对措施？金融风暴和百年一遇的大洪水固然可怕，但肉眼看不见、摸不着的病毒更可怕。"新病毒"是21世纪全人类最危险的敌人，比新冠病毒肺炎更凶恶的传染病可能也会到来，人类对此有没有准备好？无论是在政治上、经济上、心理上还是医学上，是否都有所准备？中国有句老话："生于忧患，死于安乐"，我们的传统文化中也一直强调"居安思危"。今天，面对"新冠病毒肺炎"的挑战，我们更需要"居危思危"，快速反应，建立一个拥有处理突发事件能力的公共卫生系统，使卫生部门有办法迅速诊断、控制和治疗数量庞大的急性传染病患者。从这个角度来看，新冠病毒肺炎也许发挥了十分重要的警示作用。

（郑蓉）

六、改变人类历史进程的疟疾

说起疟疾，人们似乎都很熟悉，但真正了解其危害并给以足够重视者，也仅是少部分人。为什么在新冠病毒肺炎流行之际重提疟疾，就是因为疟疾是传染病中最顽固的一种。虽然中国中医科学院屠呦呦等科研人员已发明青蒿素及其衍生物，并被评为1992年全国十大科技成就之一，但是疟原虫极其顽固，杀而未必尽死，千方百计变换脸谱侵袭人类，时间一久，一旦对现有药物产生了抗药性，便会疯狂地伤及人类，所以不得不对这一瘟神高度警惕，防患于未然。20世纪后半叶，中国贯彻"预防为主"的方针，许多传染病被控制。在这一点上以毛泽东为首的中国共产党人表现出非凡的智慧。随着微生物学的飞速发展，尤其是免疫技术、DNA技术等的发展，人们对老对手——瘟神的破坏力多少有些淡忘。自古以来，知己知彼，百战不殆，忘记对手而自我陶醉没有不失败的。新冠病毒肺炎的暴发警示人们："预防为主"的方针不能丢，人类与大自然的斗争仍很残酷，也未有穷期。

（一）历史悠久

疟疾是一种历史悠久、流行广泛、危害严重、容易传播、很难灭绝的传染病。

疟疾有文字可考的历史已有 3000 多年，甲骨文和青铜器铭文上已留下象形的古"疟"字。甲骨文是商代文字，据夏商周断代工程成果，成汤灭夏的时间定在公元前 1600 年，盘庚迁殷的时间定在公元前 1300 年，殷墟甲骨文记载的内容就是 3000 多年前的事。由此我们断定，在 3000 多年前，中国人已和疟疾展开了斗争。如果再上溯的话，可追寻到农业文明时期（约 1 万年前），虽无文字可考，但理论上可以成立。如西方学者经过长期研究，认为疟疾是经蚊媒传播，主要蚊种是按蚊。刀耕火种农业文明，将地面植被砍伐清除或晒干烧灰时，创造了小部分适宜寄生虫大量滋生繁殖的环境。有学者在非洲的撒哈拉沙漠南部研究显示，这种耕作方式导致冈比亚按蚊属按蚊的增殖。该按蚊传播镰状疟原虫疟疾，是疟疾中最危险的一种。由此推断，早在农业文明时期，人类就和疟疾开展斗争了。关于疟疾的流行和危害，中外史不绝书。我国战国末期，便有疟疾流行季节的记述。《礼记·月令》记载有"孟秋……行夏令，则国多火灾，寒热不节，民多虐（疟）疾"。古代欧洲等国也有排放沟渠积水以防疟的记述。古代人类祖先遇其危害，虽从种种角度探索其因，但都很局限。古人认为疟疾与污浊气体有关，因此，中国古代称"瘴气"，而意大利称之为"malaria"。云南是有名的"瘴气"地区，许多历史故事中都包着人类抗疟的内容。如诸葛亮南征，首先查看地方志，概括其地"四时多瘴气，三四月间发，人冲之即死"，所以他上疏中写下"五月渡泸，深入不毛"的名句。所谓渡泸之处即现在会理以南、大姚以北地区的泸津关，在澜沧江流域，即中高疟区交界处。又《云南志略》有诗曰："雨中夜渡金沙江，五月渡泸即此地；三月头九月尾，烟瘴拍天为雾起。"可见泸津关当时疟疾是十分严重的。唐朝于 745 年出兵大理留下这样的记载："剑南留侯李密，将兵七万击南诏，士兵罹瘴疫及饥死十有八九。"唐代文学家韩愈因反对唐宪宗迎佛骨，被贬西南，其侄韩湘至湘江送行，韩愈赋诗曰："知汝远来应有意，好收吾骨瘴江边。"唐代诗人白居易《新丰折臂翁》诗中也有描述疟疾危害的一段诗："闻道云南有泸水，椒花落时烟瘴起。大军徙涉水如汤，未过十人二三死。"元朝于1300年出兵滇南，攻打八百媳妇国（今西双版纳州景洪市一带），因士兵受疟疾侵袭而告失败。明朝王肯堂记述明代往来岭南之官员和商贾无不受瘴疠之危害。清朝乾隆时期曾出兵缅甸，据《文昌府志》载：1769年出兵，"士卒染瘴多物故，水陆军三万一千，至是仅存一万三千"，因此朝廷不得已降旨说："闻官兵多染瘴，如不可进，当以便宜蒇事。"（清王昶《征缅记》）清同治年间，华北平原发生大水灾，不到两年，疾疫暴发流行。《湖南省志》记载：光绪初年，贵阳县兰溪村因疟疾流行，村毁人亡，四野萧疏。1910年，法国在云南修筑滇越铁路时，从华北、两广等地强征民工。开工第一年，因疟疾死亡5000多人，远地征来者几乎死绝。抗战时期，民党政府曾强征新兵在云南思茅地区训练。据1942年思茅军队请政府拨发奎宁的报告中写道："思茅素称瘴区，死亡之多，人皆谈虎色变，军队死亡尤为惊人，此间历来练兵，均告失败，延新兵甫行收编，疾病死亡接踵而至。不数月死亡将半，苟延残喘者，早不保夕，深感生命全无保障，多相率逃亡……"此前，1919—1923年疟疾大流行，曾使45，000人的繁荣思茅成为满目萧条的空城。综上所述，疟疾危害人类历史较长，至今仍没有灭绝，不应放松警惕。

（二）流行广泛

疟疾在世界分布非常广泛。由于发生疟疾的原因同水、气候等外界条件有关，尤其同蚊类生存繁殖环境有关，所以又有一定的季节性和地区性。全球疟疾流行地带大体上处于北纬60度和南纬40度之间的热带和亚热带地区。此宽阔地带内海拔1000米以上的高山居民不发或少发，大规模人口流动、战争、洪水泛滥等多造成疟疾传播流行。中国疟疾流行大体上可分为三类地带。第一类：北纬25度以南地带为高流行区。传播媒介为微小按蚊、日月潭按蚊、中华按蚊和大劣按蚊等，疟疾可分为间日疟、三日疟和恶性疟。疟疾一般传播季节长达9～12个月，海南为恶性疟高流行区。第二类：北纬25度～33度之间。传播媒介主要为中华按蚊，传播季节68个月，这一地带以间日疟为主。第三类：北纬33度以北地带。

传播媒介主要为中华按蚊，其类型主要为间日疟。一般为低流行区，但发现晚，常导致暴发流行。绝大部分高原、荒漠地区很少发生疟疾。疟疾一般认为起源于非洲的灵长目动物，在人类，它是经过雌性蚊子（按蚊属）叮咬，从一个人类宿主传播到另一个宿主，引起原生寄生虫（疟原虫属）病的一种。

非洲人对于存在于他们自己大陆上的热带疾病具有其他地方大多数人所没有的抵抗力，其中之一就是镰状疟原虫疟疾（疟疾中最危险的一种）。该病是非洲经定居农业发展而引起。历史上，非洲疾病曾向北传播到地中海沿岸地区。有学者考证，疟疾是另一种曾对罗马帝国衰落产生过重大作用的致命力量，意大利和希腊也曾大量流行。1518 年开始，横跨大西洋贩卖奴隶的生意使得非洲疾病传播至美洲，非洲人的到来给美洲带来灾难。这是因为，非洲人在自己的本土长期与疟原虫接触，已逐步产生抵抗力。古老的间日疟通过长期、广泛地侵袭非洲人，使他们产生了遗传保护特性。而对于美洲人，一旦这种疟原虫侵袭，则易造成大规模流行。不过，有人认为间日疟是欧洲人带给美洲的，而恶性疟则是随非洲人带入美洲的。不论如何，美洲已有按蚊存在，它传播疟原虫，因而就使疟疾成为杀害本土美洲人的手段。

（三）危害严重

疟疾给人类带来的危害是很大的。我国云南曾流传民谣曰："五月六月烟瘴起，新客无不死，九月十月烟瘴恶，老客魂也落。"这是疟疾高流行地区的真实写照。历史上疟疾的危害且不一一叙述，仅新中国成立以来在我国发生的两次流行就是整个疟疾危害的缩影。1960 年，北方地区发生了以中华按蚊为媒介、间日疟为主的大面积暴发流行。这次流行比 1959 年发病率高 600 倍，仅 1960 年发病人数达 950 多万人。这次流行持续到 1966 年才稍平息，其间南方各疟区出现了恶性疟。1963 年，上海、江苏、安徽等省市毗邻区有 64 个县出现恶性疟。卫生部组织冀、鲁、豫、皖、苏五省疟疾联防组并制定了消灭疟疾的方案，到 1966 年已取得较大进展。由于历史原因，此项工作没有继续抓紧，到 1969 年，全国疟疾发病人数超过 1000 万。1970 年，仅苏鲁豫皖鄂五省发病 2198.4 万人，是新中国成立以来最高的年份。至 1973 年疟疾人数仍在剧增，这是新中国第二次疟疾流行高峰。在党和政府的领导下开展抗疟斗争，这是以前任何一个历史时代都办不到的事。但是仅就高疟 5 省 70 多万平方公里土地上 3 亿多人口开展灭疟工作也绝非易事，投入的人力物力可想而知。再则，患疟人员姑且不说医疗费用，仅就暂时不能参加劳动就是一项大损失。也只有在新中国人民当家做主的背景下，疟疾才基本得到控制，否则其危害不可想象。历史上云南民谣描述的"要下芝市坝，先把老婆嫁""十人到孟喇，九人回不了家""要往耿鸟走，棺材买到手"，和湖南黎苗族自治州民谣所谓"成人难过五十岁，小孩十生九死亡"等悲惨情景，一去不复返了，但是中国人民抗疟也付出了巨大代价。这是长辈们亲身经历过的事情，海外因疟疾造成的危害更大，此处不再展开。

（四）容易传播

就疟疾的传播媒介按蚊而言，它是全球广泛生存的蚊种，因此疟疾传播也非常容易。因为间日疟原虫仅寄生于未成熟的红细胞，而三日疟原虫爱追逐成熟红细胞，恶性疟原虫可无选择地侵入两种红细胞，所以越是嗜好吸人血的蚊种，越是疟疾的高效媒介。我国微小按蚊、巴拉巴按蚊（又称大劣按蚊）、中华按蚊等都属于高效媒介蚊种。个别吸人血媒介蚊种因外界条件改变而嗜血习性改变，如中华按蚊既吸人血，又吸牛血，牛群增多，吸人血机会减少，因此有些地方曾采用牛棚防疟的措施。媒介蚊种的种群数量越大，传播速度也越快。分布范围广泛且种群数量很大的按蚊，即使不是高效的媒介，但在适宜条件下，亦可使疟疾加剧传播以至暴发流行，中华按蚊即是如此。在我国的媒介按蚊中，中华按蚊分布于全国，微小按蚊分布在长江流域以南山区及海南、台湾大部分地区，大劣按蚊在海南为多，麦塞按蚊是东北和北疆的传播媒介。

如上所述，按蚊作为疟疾传媒已被实验和实践证明，但是流行数千年的疟疾，其传媒研究却是近代完成的。1894 年苏格兰人曼逊使罗纳德·罗斯提出疟疾是因按蚊叮咬引起的假说，重复及证实其假设的早期工作由法国微生物学家拉弗朗完成，他发现叮咬疟疾患者的按蚊胃中有疟原虫存在。1897 年罗纳德·罗斯在此基础上证实了蚊子是疟疾传播的必要载体，还阐明疟原虫的生命周期与疟疾的关系，并因此在 1902 年获诺贝尔生理学或医学奖。疟疾流行具有传染源、传播媒介和易感人群这三个环节。人疟传染源为人疟现症病人和无症状的带菌者，但其末梢血液中存在配子体时，才具有流行环节意义。配子体由裂殖子进入红细胞发育，称两性配子体，被雌性按蚊吸入后，在蚊胃中进行有性生殖并发育成子孢子，当这种按蚊叮咬人体后，子孢子随唾液进入人体进行裂体增殖而引起疟疾发作。不计其数的按蚊包围着人类作传媒，使疟疾很容易传播开来。

（五）很难灭绝

从数千年疟疾流行的情况看，疟原虫是相当顽固的病原体。疟原虫生活史中红细胞前期的潜隐体裂体增殖并不引起临床症状。但在红细胞内期发育增殖阶段，裂殖体使红细胞破裂，裂殖子及其代谢产物进入血流时，即可引起症状。氯喹、奎宁、阿的平等对血内疟原虫有作用，现在后两种药已不用，不少地区的恶性疟已对氯喹产生了不同程度的抗药性。伯氨喹是根治间日疟的药物，需要与血内裂殖体灭杀物氯喹配伍使用，对抗氯喹恶性疟治疗现多用青蒿素及其衍生物。

历史经验告诉我们：社会在发展，人类在演进，病原体也在不断变化。疟原虫也在千方百计对抗人类对它的抑制，改头换面侵袭人类，抗氯喹恶性疟就是例证。既然恶性疟可以抗氯喹，那么日久天长，也能演进为抗青蒿素的新的恶性疟。加之传播媒介按蚊是不可能彻底灭绝的，再说即使灭绝了按蚊也有可能产生新的传媒。这些都说明疟疾的防治未有穷期。以新冠病毒肺炎暴发为鉴，防疫工作还需要加强而不能松懈。

（梁峻）

七、神秘的嗜血杀手埃博拉病毒

1967 年 8 月，德国马尔堡（Marburg），一名实验室里的工作人员突然发生高热，腹泻，呕吐，大出血，出现休克和循环系统衰竭而死亡，紧接着实验室工人、医务人员和他们的亲戚都感染上了这种莫名的疾病，当地的病毒学家快速调查原因。此种症状同样出现在法兰克福和贝尔格莱德，这三个实验室都曾经用来自乌干达的猴子，进行脊髓灰质炎疫苗等研究。这一突发事件一共有 37 人被感染，其中有 1/4 的人死去。3 个月后德国专家才找到罪魁祸首：一种危险的形状如蛇行棒状的新病毒——马尔堡病毒，是猴类传染给人类的。它就像来时那样神秘地消失了，只到 1975 年南非才又报告了一例

但是，到 1976 年，这个病毒的一个近亲光顾扎伊尔北部的埃博拉河流域，又掀起一阵血雨腥风，疯狂地虐杀埃博拉河沿岸 55 个村庄的百姓，致使数百生灵涂炭，有的家庭甚至无一幸免，"埃博拉病毒（Ebola Virus）"也因此而得名。从那时起，埃博拉、马尔堡及其他致死性"出血热病毒"几乎成了现实世界中的魔鬼。

（一）杀手档案

据世界卫生组织发表的报告，1976 年苏丹的西赤道省（Western equatorial province of Sudan）和刚果民主共和国（Democratic Republic of the Congo）（当时是扎伊尔）北部的 Yambuku 附近地区首次发现。科学家从这两个国家病人体内分离到的病毒表明，它是一种全新的病毒——"埃博拉"，与马尔堡病毒同属于丝状病毒家族的成员。埃博拉病毒从此开始了它的嗜血生涯：

1976 年 6 月到 11 月间，扎伊尔发现的 318 名患者中有 280 人死亡。苏丹发现 284 例感染，其中 117 人死亡。此次共致约 600 人感染，近 400 人死亡。

上篇　疫病例说

1977年，扎伊尔又有个别报道。

1979年，埃博拉病毒又肆虐苏丹，在苏丹马力迪地区的暴发造成了34人死亡，其间有一名英国人还曾因感染埃博拉苏丹病毒而在英国死亡。经过数次"暴行"后，埃博拉病毒随之神秘地销声匿迹，变得无影无踪。此后，在扎伊尔、苏丹、肯尼亚、加蓬、科特迪瓦等地均有散发病例，或小范围暴发流行。

1989年，从菲律宾进口到美国的 cynomolgus 猕猴携带埃博拉病毒，至少有4人受感染，所幸无人伤亡。1980年到1990年间，美国试验室从隔离检疫的猴子身上分离出同种属的莱斯顿型埃博拉病毒 (Reston Ebola virus，REBOV)，称"莱斯顿事件"。

1994年12月，在加蓬又发现此病，科特迪瓦（Côte-d' lvoire）地区黑猩猩中暴发此病。

1995年，在扎伊尔，此病又露峥嵘。1月起在扎伊尔科特基奎特（Kikwit）共感染315人，死亡244人，病死率77.46%。

1996年2月56日，加蓬奥果韦伊温多（Ogooue Ivindo of Cabon）河流域一个偏僻的人烟稀少的农村，出现19例病人，因高热、便血和严重红眼被收入医院，平均年龄18岁，其中10人死亡。该地区2～4月共发生32例，死亡21例，病死率65.63%。

1996年7月13日至1997年1月18日，在加蓬发生60例，死亡45例，病死率75.00%。

随即嗜血魔头又神秘消失了。在沉寂4年后，2000年10月12日，乌干达（Uganda）披露了一条震惊世界的消息：令医学界闻之色变的神秘病毒"埃博拉"再度在位于乌干达北部的古卢地区现身，美国疾病控制和预防中心的（CDC）专家经过仔细鉴别后宣布，造成乌干达古卢地区埃博拉出血热大暴发的是埃博拉-苏丹病毒的变种。224人因此而丧生，其中还包括一些医护人员。

自从1976年世界上首次发现埃博拉病毒以来，至2000年，全球共发现大约1500人被感染，其中约1000人已死亡，死亡率高达66.7%。由于这种病毒多发生在非洲偏僻地区，所以实际死亡的人数远远大于这一数字。现在这个魔头仍在世界各地游荡，随时准备向人类发动新一轮进攻。

世界卫生组织派往乌干达的埃博拉病毒研究专家说："埃博拉病毒有不同的族属，每一族属会在不同的地区连续暴发，也可能在几年之内在同一地区再次暴发。"

（二）狰狞面目

埃博拉病毒是一种罕见的致命病毒，与造成艾滋病的 HIV 病毒有许多相似之处，但是它的"杀人"速度却比艾滋病毒快得多。临床引起的症状称为埃博拉出血热（Ebola haemorrhagic fever，EBHF）。灵长类动物对埃博拉病毒普遍易感，传染性很强，可以通过接触猴类或病人的血液或其他体液，经皮肤、呼吸道或结膜而感染，还可能经过空气传播。潜伏期约7 天。发病突然，开始似流感，病人只感到发热、头痛、喉咙痛、胸闷。但是仅仅几小时后，突然出现出汗、发烧、头痛、肌肉关节痛、乏力，体温很快升至38℃～ 39℃，随着病情的恶化，可见腹泻、呕吐和肾功能衰竭，最后是体内外大出血，如便血、呕血、皮下瘀血及静脉穿刺处血肿、流鼻血、眼结膜下出血等。发病 5 日前后出现特征性麻疹样皮疹，重症可出现嗜睡、脑膜刺激征等神经症状。这种病毒的感染者有可能在 24 小时内死亡，因此被归为"最危险的病原体"（第 4 级）。一位乌干达传染病专家曾这样描述埃博拉病毒感染者死亡的恐怖景象："病人体内外大出血，由于体内器官坏死、分解，他还不断地把坏死组织从口中呕出，我觉得就像看着一个大活人慢慢地在我面前不断溶化直到崩溃而死。"曾经在乌干达执行埃博拉病毒控制使命的美国传染病专家做出这样的描述："埃博拉患者住的病房里到处都是鲜血，被褥上、地板上、墙壁上；他们吐血、便血……"埃博拉病毒是人类迄今未能征服的致命杀手，是世界医学界面对的一道难以解读的"哥德巴赫猜想"。

实验室检查常见淋巴细胞减少、血小板严重减少和转氨酶升高（AST ＞ ALT），有时血淀粉酶也增高。诊断可用 ELISA 检测特异性 IgG 抗体（出现 IgM 抗体提示近期感染），用 ELISA 检测血液、血清或组织匀浆中的抗原，用 IFA 通过单克隆抗体检测肝细胞中的病毒抗原，或者通过细胞培养或豚鼠接种分离病毒，用电子显微镜有时可在肝切片中观察到病毒。但用 IFA 检测抗体常导致误判，特别是在进行既往感染的血清学调查时。

上篇 疫病例说

对于其致死的机理，美国 2000 年 8 月份的《自然医学》杂志上发表了一篇论文，认为 90％的埃博拉病毒感染者都会出现内出血症状，其原因可能是一种病毒蛋白破坏了血管内壁细胞。

埃博拉病毒属丝状病毒科（Filoviridae），与同科的马尔堡病毒同属高致病性的甲类病毒。埃博拉病毒粒子的直径为 80nm，长度为 970nm，较长的奇形怪状的病毒粒子相关结构可呈分枝状或盘绕状，长达 10 微米。迄今已经证明有 4 个亚型，即埃博拉－扎伊尔（Zaire）、埃博拉－苏丹（Sudan）、埃博拉－莱斯顿（Reston）及埃博拉－科特迪瓦。来自扎伊尔、科特迪瓦和苏丹的埃博拉毒株其抗原性和生物学特性不同，埃博拉毒株莱斯顿（Reston）能引起人以外的灵长目动物致命性的出血性疾病，文献报导有极少数人感染此病毒，临床上无症状。不同亚型埃博拉病毒的毒力不同，扎伊尔亚型毒力最强，引起人类疾病及病死率最高，苏丹亚型次之，莱斯顿亚型仅在非人灵长类中引起发病和死亡，对人感染未见对人致病的报告；科特迪瓦亚型对黑猩猩感染为致死性的，但发生 2 例病人均恢复，似乎毒力较弱，有待进一步证实。

埃博拉病毒对热有中等抵抗力，60℃加温 1 小时才能使之完全灭活；在 -70℃下稳定，4℃下可存活数日；对紫外线和射线敏感，对多种化学试剂（乙醚、去氧胆酸钠、B- 丙内酯、过氧乙酸、次氯酸钠、福尔马林）等敏感。埃博拉出血热目前仍是一种没有有效预防措施和治疗方法的疾病。病毒主要存在于病人的体液、血液、飞沫中，因此对病人使用过的注射器、针头、各种穿刺针、插管及生活用品等，均应彻底消毒，最可靠的是使用高压蒸汽消毒。对有出血症状的可疑病人，应隔离观察。一旦确诊应及时报告卫生部门，对病人进行最严格的隔离，即使用带有空气滤过装置的隔离设备。医护人员、实验人员穿好隔离服，可能时需穿太空服进行检验操作，以防意外。对与病人密切接触者，也应进行密切观察。

（三）自然宿主

埃博拉病毒究竟来自何方？病毒原本栖于生物体内，与病毒共存的生物叫作"自然宿主"。埃博拉病毒的自然宿主尚未确定，在自然条件下，人和猴都能发生感染和死亡。在实验室条件下，豚鼠、仓鼠、乳鼠可感染发病和死亡。与 EBHF 有关的丝状病毒已从猕猴中分离出来，1994 年在科特迪瓦暴发流行中，发现野生黑猩猩的自然感染。1996 年在加蓬一个农村暴发的 EBHF，最初传染与人与黑猩猩接触有关，在 13 名死者中有 12 名已肯定与死黑猩猩血液有过直接接触。许多科学家认为，马尔堡和埃博拉的天然宿主是动物，如啮齿类或猴类，因为人们经常和它们接触。Swanepoel 曾用实验方法造成蝙蝠感染埃博拉，因此蝙蝠有可能是最早的感染源。美国亚特兰大疾病控制中心的 Nichol 却认为，这个推测很可能是错误的，因为大部分蝙蝠经过检测，并没有发现马尔堡病毒感染的迹象。但是，还有一丝希望：部分蝙蝠可能携带病毒，其他的宿主包括节肢动物，昆虫、蜘蛛等应该在考虑之列。通过深入细致的研究，未发现可能将病毒传入植物或由植物传给家养动物或节肢动物的媒介。

埃博拉何时、通过何种途径传播，在何处潜伏至今仍是个谜，研究人员至今仍在苦苦探寻，以期揭开这个谜团。

（四）流行因素

什么原因使埃博拉病毒一次次袭击人类？

"习俗说"：刚果当地居民们认为病毒的暴发是由于有人念咒语所致，4 名教师竟然因涉嫌"念魔咒"而被施以石刑或被殴致死。愚昧使肆虐非洲的埃博拉病毒凭空再添四条无辜人命。然而科学家们指出，当地居民的不良饮食习惯（生食猴子）和墓葬习惯是导致埃博拉病毒容易在该地区流行的主要原因，并努力劝诫他们移风易俗。

"天花说"：有人猜测埃博拉的流行与天花的消灭有关。在人类消灭天花的同时，埃博拉病毒出现了；在人类刚刚送走天花不到 4 年，20 世纪的瘟疫——艾滋病就开始出现并大面积蔓延。若从人类首次发现埃博拉、艾滋病算起，再加上病毒感染潜伏期，天花的消灭与埃博拉、艾滋病的出现就无明显的时间间隔。有人认为：从生态平衡的观点来分析，埃博拉、艾滋病的出现与天花的消灭可能存在某种联系。

"战争说"：战争是疾病流行的重要因素。战时人员频繁调动，使疾病有机会得以广泛传播。乌干达埃博拉病毒大暴发，有人认为是由于当地反

上篇　疫病例说

政府武装"上帝革命军",他们在苏丹南部拥有营地,经常跨越两国边境作战,而他们对疫情最严重的古卢地区发动过好几次骚扰性武装袭击。

"物种平衡说":在自然界,当某种生物种群的数量过高,并且过于集中时,由微生物引发的疫情暴发,最能有效地减少该种群的数量。

虽然埃博拉病毒留下的许多谜团,但我们有理由相信,不远的将来会一一揭开。

20世纪以来,许多科学家不断努力,开发出各种疫苗,感染病毒致死的概率大为减少。1980年,世界卫生组织宣布由天花病毒引起的天花已经绝迹,然而一些"新兴病毒(emerging virus)"如艾滋病毒、埃博拉病毒以及我国出现的"SARS"病毒、新冠病毒又开始对人类提出新的挑战,我们相信人类最终会征服病毒,赢得胜利。

(闫晓宇编写,张磊修订)

八、旅途小心莱姆病

随着物质生活水平的提高,旅游作为一种娱乐性的健身活动,越来越受到人们的喜爱。同时,现代化的交通工具使人的腿"变长"了,人与自然的距离缩短了。然而,在尽情享受大自然的美妙时,你是否意识到身边存在着威胁健康的因素呢?你是否了解一种叫"莱姆病"的传染性疾病呢?

(一)莱姆病基本概况

莱姆病是一种新发现的人兽共患病,是一种对人类危害相当严重的慢性自然疫源性疾病,多发生在春夏季节,一般在4月份开始出现,5月份明显增多,6月份达到高峰。此病早期见诸欧洲,而后因在美国康涅狄格州的莱姆镇(Old Lyme town)流行始被命名。1975年10月,一种以青少年发病为主的"风湿样"关节炎,伴有特殊的慢性游走性红斑皮肤损伤的疾病发生于美国的康涅狄格州莱姆小镇附近。当时,美国医生对这个不足

12，000人的小镇进行调查，发现儿童患病39例，成人12例。而且这种病的患者不仅有关节炎和皮肤的慢性游走性红斑，而且还有神经、心脏等损害。1977年，研究者以发病地点及疾病的主要症状，将上述51例病人所患疾病称为"莱姆关节炎"。

1982年，伯格多费博士在美国东部莱姆病发生地点捕获到一种昆虫——丹敏硬蜱，并从丹敏硬蜱体内成功地分离到一种疏螺旋体。经过反复研究证实，这种疏螺旋体是莱姆病的病原体。该病以蜱为媒介进行传播，人和多种动物都可感染。为了纪念首次分离病原体的科学家，医学界将这种疏螺旋体称之为伯格多费疏螺旋体（Borrelia burgdorferi sensu lato）。

（二）莱姆病流行情况

在明确了莱姆病的病原体后，随着世界各地科学家的调查与研究发现，莱姆病广泛存在于全世界六大洲。此病在美国是传播最快和最常见的一种疾病，美国现已有48个州有莱姆病报告，特别是康涅狄格州的些地区，发病高峰季节平均每个家庭至少有一个以上成员发病。我国于1986年首次在黑龙江省林区证实存在有莱姆病，全国莱姆病调查证实，有18个省、直辖市人群中存在莱姆病感染。我国的长白山、天山、祁连山、六盘山、太行山和武夷山等，都有莱姆病疫源地。

国内外流行病学者调查发现，被蜱叮咬后约有1%左右的人发病。我国黑龙江、吉林、辽宁和内蒙古等地每年被蜱叮咬的人数在300万人以上，推算新患者每年有2～3万人，大约10%的新患者转为慢性，其病程大约为2～17年。由于动物直接在外界生活，无保护层，与传播媒介蜱接触密切，被感染的机会更多，并且很多动物本身就是莱姆病的宿主动物，所以动物的感染率和发病率估计会更高。因此，莱姆病已成为我国一种新的重要虫媒传染病。

（三）莱姆病诊治

人感染了莱姆病有些什么症状呢？该病侵犯人体多个器官和系统。早期以慢性游走性红斑为特征，同时出现发烧、多汗、疲乏、无力、头痛颈强直，以及肌肉、骨和关节疼痛等症状，后期则出现关节、心脏和神经系

上篇 疫病例说

61

统等受损表现。患了该病如不及时治疗，可致永久性残疾。早期诊断和治疗是治愈莱姆病的关键，由于此病 1984 年方被正式命名，故我国的许多患者甚至医务工作者还不熟悉，要提高警惕，以免误诊和漏诊。

因此，专家提出忠告：在野外旅游，特别是在林区和山区时，应注意自我保护，要穿长袖衣和长裤，要用驱虫剂涂在衣物上防止蜱侵袭，最好不要露宿。如果发现有蜱虫叮咬，或者皮肤有红斑，应及时到医院检查和应用抗生素，千万不要麻痹大意。

（四）莱姆病研究进展

有关莱姆病的病原体，1982 年伯格多费博士从过敏硬蜱体中分离出疏螺旋体，并证实其为莱姆病的病原体。我国于 1990 年从蜱中分离出病原体——疏螺旋体。日本对 418 头牛做血清学检查，从 66 头健康牛血清中检出伯氏疏螺旋体抗体，并发现血清学阳性牛的检出率呈现夏季高而冬季低的特点，这显然与媒介蜱的季节活动有关，其他国家如德国、瑞典等也分别从牛、马、犬的血清中检出抗伯氏疏螺旋体抗体。近几年我国又先后在甘肃、东北等地从牦牛、马及山羊的血清中检出抗伯氏疏螺旋体抗体。

（五）莱姆病发展趋势与预防

近年来，人们回归大自然的愿望不断增强，大量的城市人群远足山区，这就可能导致莱姆病由山区人易患而转为逐步向城市扩散的趋势。一般情况下，掌握了莱姆病的传播方式，并针对其传播方式采取有效的措施，莱姆病是可以预防的。

首先，莱姆病的病原体存在明显的地区性，一般都集中在林木浓密、有蜱存在的山区或半山区。通常，蜱叮咬林区的小型啮齿动物，如鼠、兔或一些鸟类、家禽家畜等，造成疾病在自然界中传播。而当携带病原体生的蜱叮咬了进入林区的人后，这些人就极可能感染莱姆病。

其次，莱姆病的发生有很强的季节性。由于蜱在自然界中秋冬季进入休眠状态，不叮咬人或动物，所以，其造成的疾病传播主要发生在春、夏两季。从带菌率上看，幼蜱比成蜱带菌率高，叮咬人后，传播疾病的可能性也较大。

再次，蜱叮咬主要是在上午9—10点，下午5—7点发生。蜱一般潜伏在草叶的尖端，待人或动物经过时，跳上人或动物身体进行吸血，并将胃内容物及唾液反吐入人或动物体内而造成病原体传播。

了解了蜱叮咬的习性之后，当进入山林地区旅行时，人们要尽可能穿旅游鞋、紧口袜，并扎紧裤脚，尽量不在山区草地上睡觉或躺卧；休息时，要有意识地选取没有草叶的地点，以避免蜱的叮咬。游玩结束后，我们应仔细检查衣裤鞋袜上有无蜱的存在，并尽早去除。

在许多人以为莱姆病必须是进入杂草丛生的树林，或从事野外活动才可能感染时，又有人指出，只要曾接近草丛，尽管是修剪整齐的草地，都有感染的风险，原因是在台湾发生了一起师生集体感染莱姆病事件。有两三名老师出现感染症状，经实地访查发现，草地修剪平整，校区环境优美，最后才在学生养的"爱心狗"身上找到硬蜱。结果是，学生收养了流浪狗成为校狗，一名老师带着家中狗到学校，导致人、狗均感染莱姆病。这为莱姆病的预防又增加了新的内容。

（六）启示与思考

人类社会的发展史在一定程度上就是一部与传染病的斗争史。今天，人类步入了一个高度文明、高度发达的时代，但当一些古老的传染病逐渐销踪匿迹的时候，另一些面目狰狞的新传染病又悄然袭来。世界卫生组织的研究报告表明，在过去的20多年里至少出现了30种新的传染病，莱姆病这种闻所未闻的疾病也在近20年间初露峥嵘。

经济的发展，使国际间旅游探险风气也日益兴盛，加速人类对过去人迹罕至的生态区进行开发与探索的行动。殊不知，这些文明的举动，也给人类带来了另一种危机，即使各种致病原体赖以生存的生态体系得以伺机进入人类的生活。例如，雨林并不危险，然而盲目地对生态系统进行重新排列，便对人类健康便构成了威胁。伯氏疏螺旋体寄居在鹿和白脚鼠身上，通过扁虱来传播，人类一直与其相安无事，但首例莱姆病却于1975年发生了。这是因为人类变脆弱了吗？密尔布鲁克大学生态系研究所的动物生态学家理查德·奥斯菲尔德把这与城市发展联系起来：在开放的林地上，狐狸和山猫抓老鼠从而遏制莱姆病毒的寄主数量。但是随着林地被开发，狐狸和山猫消失了，老鼠和扁虱就无限繁殖。

要减少这种危险，必须制订一项长期战略，包括使全球农场实现现代化，提高基本医疗服务，存储疫苗及抗病毒药，还得提倡更理智、更安全地使用土地和保护野生环境。好消息就是，使微生物流动的力量同时也使追踪它们变得容易。10年前，快速的联络方式对于许多卫生部门而言仍然可望而不可即，今天这种局面完全改观，医疗机构可通过类似的系统分享科研成果来取得进步。

发展所带来的副作用现在已日益明显，许多使人类生活得更加舒适的事物同样使生活变得更加危险，自20世纪70年代中期以来，突然出现了大约30种疾病，已被忘却的灾祸也重新浮出水面并敲响警钟。美国医学研究院在一份新报告中发出警告，"传染病将会持续出现"，自满和无所作为会引发一场传染病蔓延的"灾难性风暴"。就像此次新冠病毒肺炎暴发所表明的，随时保持警惕十分关键，不管疾病在何处产生，全球一致行动就会减少其冲击力。但准备是最后的武器吗？人类足以了解其根源并阻止它们吗？

（郑蓉）

九、人间瘟神血吸虫病

血吸虫病（Schistosomiasis）是由血吸虫的成虫寄生于人体静脉系统所引起的地方性疾病寄生虫病，主要流行于亚、非、拉美等地区，患病人数约两亿左右。人类血吸虫分为日本血吸虫（S.japonicum）、埃及血吸虫（S.haematobium）、曼氏血吸虫（S.mansoni）与间插血吸虫（S.intertcalatum）四种。我国流行的是日本血吸虫病（简称血吸虫病）。

血吸虫病为人畜共患病，人与脊椎动物对血吸虫普遍易感，可相互提供传染源。构成传染源的条件是：有病原体寄生并排出能孵化的虫卵。虫卵必须有入水的机会才能孵化，以水温20℃～30℃较为适宜。温度在10℃以下及37℃以上，大多数虫卵的孵化被抑制。水的pH值在7.0～8.5

范围均可使虫卵孵化。光亮能加速虫卵的孵化，黑暗则使孵化受到抑制。血吸虫的生活史涉及两个宿主和 7 个生活阶段：成虫、虫卵、毛蚴、母胞蚴、子胞蚴、尾蚴和童虫。血吸虫需要两个宿主替换，一是人或其他哺乳动物，另一是钉螺。人或其他哺乳动物被有性繁殖的幼虫所寄生，故称为终末宿主。钉螺被无性繁殖的幼虫所寄生，故称为中间宿主。世界上不同的血吸虫有不同的钉螺作为中间宿主，我国流行的日本血吸虫病，其中间宿主为钉螺。

人体因接触含尾蚴的疫水而感染血吸虫病。本病主要通过皮肤、黏膜与疫水接触受染，多通过游泳、洗澡、洗衣、洗菜、淘米、捕鱼捉蟹、赤足经过钉螺受染区等方式感染。尾蚴侵入的数量与皮肤暴露面积、接触疫水的时间长短和次数成正比，有时因饮用疫水或漱口时被尾蚴侵入口腔黏膜受染。华中科技大学同济医学院的一项血吸虫病研究成果表明，城市血吸虫病与农村血吸虫病具有明显不同的流行特点。城市血吸虫病的感染方式主要为非生产性接触疫水，占 80.2%，而非生产性接触疫水又以游泳、戏水为主。91.7% 的感染发生在每年 6—8 月，感染的高峰年龄组为 7 岁～39 岁人群，40 岁以后年龄组人群感染率明显低于农村。在我国，江南沿海地区为血吸虫病的流行疫区。本病一年四季都可能发生，但在气温较高的 4—10 月最容易感染。不同地区、不同职业、不同习惯的人感染血吸虫的高峰季节也不相同，男女老幼均可感染，一般而言男性发病率较高，但以青、壮年，农、渔民占多数，流行区以学龄儿童及青少年感染率最高，以后逐渐下降，此与保护性免疫力有关。

血吸虫病可分为三种类型：（一）急性血吸虫病：多见于来自非流行区无免疫力而新近接触大量尾蚴的病人，夏秋季较多见。起病较急，先有畏寒，继而发热，一般在 39℃ 上下，以下午及晚上较明显，出汗后热退体温曲线如锯齿状。发热可持续半月至一两个月，热度高低和持续时间与感染程度成正比。此外，尚有腹痛、腹泻、大便带血和黏液、咳嗽、肝大压痛等。（二）慢性血吸虫病：常见于流行区有反复多次感染的农民，他们自幼和河水接触有一定的免疫力，因此一般不产生急性期症状，多数且无明显感觉，仅在普查时发现。慢性患者的症状以腹痛、腹泻为常见，大便每日 2～3 次，便稀，偶尔带血，时发时愈。主要体征为肝脾肿大，有时有腹水及黄疸。（三）晚期血吸虫病：多见于流行区反复重度感染的患者，表现为肝硬化、门静脉高压症，主要症状有脾大（大多伴有脾功能亢进、血细胞计数减少）、腹水、食道下端和胃底部以及腹壁静脉曲张等，食道下端和胃底部曲张静脉破裂时可发生上消化道大量出血。在儿童期得病的，如不及时治疗，可因发育障碍而形成侏儒症，即成年人矮小如儿童，生殖器官不发育，俗称"童子痨"，现已少见。另外血吸虫病还可带来异位损害：虫卵侵入门静脉系统之外的肺、脑等器官而引起损害，主要症状分别为咳嗽（重者伴气急）和局限性癫痫等。

血吸虫病有着长久的历史，1972 年湖南长沙马王堆发掘的西汉古墓出土的西汉女尸（公元前 206 年）和 1975 年湖北江陵发现的凤凰山男尸，在内脏中都发现血吸虫卵，证明我国早在 2200 年前已有此病存在。国外学者在一具有 3000 年历史的木乃伊的肾脏中发现了血吸虫卵，这表明此病在世界其他国家亦有着久远的流行史。血吸虫病是危害人民身体健康最重要的寄生虫病之一。有学者认为隋朝巢元方等人所撰写的《诸病源候论》中记载的蛊胀病，从流行地区、季节、感染方式和临床表现等方面当为血吸虫病，说明我国最晚在隋朝就已经开始对本病进行研究。1905 年我国在湖南省常德县一农民粪便中检出虫卵，确诊为第一例血吸虫病病例，并确认了血吸虫病在我国的流行。中华人民共和国成立前，因人民群众缺乏卫生习惯与卫生条件，长江南北血吸虫病流行猖獗，造成了极大危害。解放初期统计，全国约一千万余患者，一亿人口受到感染威胁，有螺面积近 128 亿平方米，13 个省、市、自治区有本病分布。中华人民共和国成立后，经过调查，证明血吸虫病在我国长江流域及其以南的江苏、浙江、安徽、江西、湖南、湖北、广东、广西、福建、四川、云南和上海等 12 个省、市、自治区共 373 个县（市）流行，累计查出病人 1200 多万，受威胁的人口在 1 亿以上。江西省丰城县白宫乡梗头村百年前有 100 多户村民，到 1954 年只剩下两人，其中 90% 死于血吸虫病。湖南省汉寿县某村 1929 年有 100 多户、700 多人，到中华人民共和国成立后时只剩下不足百人。据安徽省 23 个流行县（市）回顾性调查资料的不完全统计，1949 年前共毁掉 363 个村、荒芜 6979 亩田地、绝户 1909 家。1927—1931 年，贵池县因血吸虫病而死亡 9 千余人，荒芜万亩田地。东至县中华人民共和国成立前 30 年间，血吸虫病侵袭了 120 个村庄，死亡 1 万多人，荒芜 3 万多亩田地。上海青浦县原为血吸虫病严重流行区，据《青浦县志》（清光绪版）记载，在明、清时，春、夏曾多次发生大疫，死者无数，造成了"千村薜荔人遗矢，万户萧疏鬼唱歌"（毛泽东《送瘟神》）的悲惨景象。

中华人民共和国成立以来，鉴于血吸虫病的严重流行，党和政府积极组织技术力量开展防治工作，确立了"预防为主、综合防治"和因地制宜、分类指导的原则。毛泽东、邓小平、江泽民等党和国家领导人都对血吸虫病防治工作做过重要指示，疫区各级政府均成立了血吸虫病防治领导小组，把血吸虫防治工作纳入各级政府经济发展的整体规划，各级卫生科研单位也行成立了血吸虫病研究所，卫生、农业、林业、水利等各有关部门积极配合，使防治工作不断走向深入。国务院从 1989 年起，每年召开一次全国血防工作会议，研究部署全国血吸虫病防治工作。1992 年启动的世界银行贷款中国血吸虫病控制项目，进一步加大了我国血防工作的力度。我国政府积极控制血吸虫病疫情，压缩疫区范围，推动血吸虫病科研工作的发展。在防治血吸虫病传播的实践中得到了以下经验：

（一）控制传染源。（1）普查与普治病人。在普查的基础上对查出的血吸虫病人普遍进行治疗，既可及时治疗病人保护劳动力，又可迅速控制传染源，兼收防治结合之效。（2）普查、普治病牛。普治病牛是控制传染源的又一重要措施，而且对发展畜牧业有重要意义。

（二）切断传播途径：（1）查螺、灭螺。灭螺是切断传播途径的关键。灭螺应结合农田基本建设，兴修水利，彻底改变钉螺滋生和分布的环境。因地制宜采用物理方法和化学药物灭螺。（2）粪便管理。防止人畜粪便污染水源，严格做到无害化处理，严格实行粪管制度。（3）水源管理。保护水源，改善用水，做到饮用水无害化处理。

（三）保护易感人群：不接触疫水，雨后与早晨不要在河边草地赤足行走。经过不懈努力，血吸虫病的流行范围有所缩小，截至 2000 年，全国 12 个血吸虫病流行省（市、自治区）中已有上海、广东、广西、福建、浙江等 5 个省（市、自治区）、243 个县（市、区）达到了血吸虫病传播阻断标准，有 6 个县（市区）达到血吸虫病传播控制标准。目前，全国尚有 108 个县（市、区）未控制血吸虫病流行，但这些县、市的疫情均大幅度下降。

尽管总体上我们已在防治血吸虫病方面取得了很大成绩，但是我国血吸虫病疫情在局部地区有回升趋势。湖南省 1998 年遭受严重水灾，急性血吸虫病人成倍增长。1999 年各省共上报急性感染病人数 13191 人，江、湖、洲、滩地区由于受洪水的影响，钉螺随水系扩散，为血吸虫病的流行创造了条件。这给控制血吸虫病流行带来很大困难。

总之，我国血吸虫病是危害我国人民生命健康的最重要的寄生虫病之一，现在血吸虫病疫情虽得到了有效控制，但尚有大面积流行的可能，控制、消灭血吸虫病尚需长期的艰苦努力。

（刘聪）

十、热带瘟疫登革热

登革热是一种古老的热带传染病，它是由黄病毒属的登革病毒所引起的，其传播媒介是埃及伊蚊和白蚊。登革热的主要症状是发热、头疼眼痛、关节痛、肌肉痛、出疹及出血，包括咽、龈、肠及阴道出血，出疹 3 天即消失。据世界卫生组织公布的登革热分布图，我们可以了解到登革热的流行地区主要分布在热带和亚热带地区，呈世界性流行。

（一）中国流行史

在北宋时就有关于登革热样疾病的详细描述，具体年代虽不确切，但是最迟不晚于 992 年。由于该病与水和飞行的昆虫有关，因此我国古人将其称为"水毒"。我国的海南、广东、广西、福建、台湾等沿海地区是登革热的流行区。云南地区虽未发现登革热的流行，但血清学调查发现人群中有登革热病毒的抗体，并从当地的蚊虫中分离到登革热病毒，说明该地区有登革热流行的潜在可能性。

从零散的资料可知，中华人民共和国成立前我国早有登革热的流行。据记载，我国的首次流行是 1871 年发生于厦门，1914 年香港有 8 例登革热病人。1917 年第一次世界大战期间，登革热又波及我国，第二次世界大战期间我国的台湾、厦门、广州、上海、江西、湖北等地出现过流行。1928—1929 年，广州、珠江三角洲、厦门、杭州、宁波、上海、台湾、香港等地流行登革热。1940 年上海至南通等地，广州、潮汕地区发生流行，1944 年在福州、1945 在汉口均发生流行。中华人民共和国成立后，我国的登革热主要流行在广东、广西、海南、台湾等沿海地区。1978—1981 年、1985—2000 年，每年在这些地区都有疫情报告。1990 年 2000 年间广东省共报告登革热病例 9747 例，死亡 3 例，年发病率在 0/10 万～ 9.75/10 万之间，平均为 1.27/10 万。流行多呈暴发，疫情涉及 13 个市（占全省 21 个市的 61.9%），主要集中在广州、潮州、肇庆和佛山，呈现高度集中而相对分散特点。2001 年澳门地区登革热报告发病率为 325.98/10 万，居民普遍易感，经 PCR 方法检测是由 II 型登革病毒引起。

（二）世界流行史

登革热无孔不入，在世界各地几乎都发生过。1635 年法属西印度群岛及 1699 年巴拿马的达连省暴发登革热，1779 年印度尼西亚的雅加达和 1970 年美国的费城先后报道发生登革热，1800 年开罗和 1901 年新加坡都报道有登革热。1903—1904 年在马来西亚巴生港发生登革热，并查明该病是由埃及伊蚊传播，1922 年的美国南部、1928 年的希腊、1942—1945 年的太平洋群岛皆发生大规模的登革热流行。第二次世界大战后，在东南亚地区，由于战争破坏了环境，导致了登革热在这一地区迅速蔓延，并随着蚊媒和登革病毒地理分布区域的逐渐扩大，加剧了登革热的传播和流行，随之出现了登革出血热。第二次世界大战后，登革热主要在南太平洋群岛、澳大利亚、美洲和非洲流行。根据 WHO 区域办公室报告的 1956—1995 年登革热、登革热出血热病例数可知：越南、泰国、马来西亚、新加坡、印度尼西亚每年都有暴发流行；在菲律宾除 1992—1994 年 3 年中未发生登革热以外，其他年份都未能避免。

防治登革热的重中之重在于切断传播途径——彻底地消灭传播媒介埃及伊蚊和白蚊。我国在北宋时就对登革热有充分的认识，那么中医对登革热的防治究竟有无可资借鉴的史料？能否在中医领域寻求到防治登革热的有效措施？这是值得广大医学工作者进行深入研究的领域。

（王光涛 刘学春）

十一、凶猛的黑热病

黑热病，也称内脏利什曼病，印度土语也称之为"黑热病"。该病在世界分布较广。临床常见不规则发热、脾脏显著肿大、贫血、白细胞减少、血清球蛋白大量增加，常因各种继发感染和其他并发症而造成死亡。该病的传播媒介为白蛉，儿童和青年易感染。现已知用五价锑剂治疗，一般都能痊愈。

祖国医学经典著作《黄帝内经》中有关痎病的论述和该病相类似。清光绪年间（约 1885 年）江苏淮阴高映清的《石山房医案》中有关黑热病记载比较确切。高氏认识到该病系从感染得来，并开创了"疫痎"这一病名。黑热病在苏北、皖北和山东等地流行，始自于 1875 年，距今已有一百多年的历史。黑热病是危害中国人民健康的五大寄生虫病之一，流行于长江以北的 16 个省（市）。旧中国缺乏防治措施，每年都有成千上万的人因得不到治疗而死于此病。新中国成立后，党和政府组织防治，用锑剂治疗取得显著成效。据 1952 年初步调查，全国有 655 个县发现有黑热病，估计病人至少有 53 万人，其中山东省占 1/3。

亚洲、非洲、拉丁美洲、欧洲等许多国家都有过黑热病流行。有学者认为，该病很可能经陆路或沿海港口从邻国传入。从病犬作为黑热病宿主看，许多黑热病流行的国家发现有病犬。我国黑热病在流行病学上与地中海地区的黑热病属同一个类型，犬为保虫宿主。人的疾病主要来自病犬，称为"犬源型黑热病"。这一类型发生在西北、华北、东北地区，在苏北、皖北、鲁南、豫东等平原地区黑热病虽然流行严重，但绝大部分有病人的村内却无病犬存在，其传染源主要是黑热病病人，此类型叫"人源型黑热病"。

黑热病原是 1903 年英国人利什曼（Leishman）和杜若文（Donovan）

发现的，其病原虫称为杜氏利什曼原虫，从此以后，黑热病才有了科学的诊断依据。以此为依据，经调查研究发现，1914年中国大陆黑热病的分布主要集中在河北、山东、江苏、安徽、河南五省。旧中国，广大农民遭受"三座大山"压迫，生活极其贫困，遇有瘟疫流行便是雪上加霜。饥饿本身就不足以御疫，贫困又没能力购药，瘟疫袭来之时，无所适从，只能坐以待毙。许多村镇疫死的尸体横于田野无人收殓，有的地方成人疫死，儿童号哭无人挽救。正如毛泽东主席概括的那样："千村薜荔人遗矢，万户萧疏鬼唱歌"，凄惨之状无法想象。由于疫情不能及时控制，所以自1914年至1923年近10年间，黑热病迅速蔓延至陕西、甘肃、辽宁、湖北、四川等省，20世纪40年代后期又蔓延至新疆吉昌和哈密等县以及青海民和与循化等地。抗战暴发前夕，在苏北淮阴的农村黑热病甚为猖獗，有82%的村庄都染有黑热病，有的家庭全部患病。宿迁县来龙集小学半数以上学童患病，学校只得停课。仅淮阴某医院自1931—1933年就收治近万例黑热病，这仅指有一定经济能力的患者，此外还有大部分农民因经济困难，没有能力到医院求治，在家等死。淮阴县鞠集子村4年中村民疫死一半，有的村死亡人数高达70%。山东省临朐县侯家庄等8个村庄，1942年患病人数60%以上，一年内有半数病人死亡。1948年胶东文登等9县统计有黑热病人4110人，农村无一户幸免。当时，黑热病流行区流传着一首民谣："大肚痞，快三月，慢三年，不快不慢活半年。"农村治疗一个黑热病患者，至少需300斤粮食或5斤丝的医药代价，故人们又把黑热病称为"倾家荡产病"。

围绕黑热病疫源和传播问题，旧中国主要以各地医院和少数试点调查数字为依据，缺乏全面的材料。更主要的是政府采取的措施也很不得力，仅是科学工作者艰辛努力探明了中华白蛉为黑热病的传播媒介，内脏利什曼病犬与人的疾病有关。新中国成立后，在党和政府领导下，全国迅速开展防治黑热病的工作。首先在重点流行省区建立防治站、所，培养数万名骨干，仅山东省就培训专区、县级医务人员3085人。这样，在全国形成了防治黑热病的防治网络。其次，初步摸清黑热病分布与发病情况。又根据1958年新疆生产建设兵团在塔里木河两岸开垦导致迁徙来的儿童不断患黑热病的事实，判断可能有黑热病自然疫源存在，重点对传播媒介——

71

白蛉的分布、生态习性、传播特点等进行了深入研究。

黑热病传播媒介白蛉分布在全国大部分地区，栖息活动常随地理环境不同而有差别，在广大的平原地区为家栖，而在山丘地区则为野栖或近野栖。白蛉白天躲藏起来，夜间侵入居民点，吸血后飞遁，其吸血对象主要是人，而野栖白蛉还对犬及野生动物吸血。从旷野和人房中捕集的白蛉，均发现有黑热病原虫的自然感染。要消灭黑热病，原则上必须清除传染病源，扑灭媒介白蛉。对于人源型黑热病流行区，必须治疗病人与消灭白蛉结合进行。对犬源型黑热病流行区，应采取驱蛉防蛉措施，以减少白蛉的侵袭，同时加强对家犬的管理，查到病犬立即杀死。据统计，1951—1958年，全国治愈黑热病患者超过63万，不但使旧中国遗留下来的大批病人恢复了健康，而且清除了传染源。

对黑热病诊断技术的改进和有效药物的研制是在新中国成立后完成的。如在诊断技术方面，在原有抽样检查、淋巴结穿刺等技术基础上，采取球蛋白沉淀试验和醛凝试验等特异性技术和免疫学诊断技术，使黑热病诊断方法得到较大改进。1950年，山东新华制药厂接受黑热病特效药研制任务后，通过一系列工艺改革，终于合成了葡萄糖酸锑钠，又名葡酸锑钠，成为抗黑热病的特效药。黑热病是我国五大寄生虫病中首先控制和基本消灭的疾病，但是对新疆、内蒙古的自然疫源，对野生动物中保虫宿主等，需进一步查明，防止黑热病死灰复燃。

（梁峻）

十二、令人窒息的汉坦病毒肺综合征

突如其来的新冠病毒肺炎严重威胁着我国人民的生命健康，医务工作者通过研究相关传染病的流行病学和病原学特征，掌握其临床特征、诊断、治疗和防护原则，有助于为抗击新冠病毒肺炎的战役提供思路方法，从而取得最终胜利。

1993年5月，美国西南部的新墨西哥州、亚利桑那州、科罗拉多州和犹他州四州交界地区发生与汉坦病毒（Hantaan virus，HV）有关的具有强烈传染性的急性呼吸道疾病——汉坦病毒肺综合征（Hantavirus Pulmonary Syndrome，HPS）。由于该病疫情分布广泛，病死率高达50%，病变迅速发展为以非心源性肺水肿和病死率高为特征的急性呼吸衰竭。通过对其进行研究，或可为我们攻克新冠病毒肺炎提供方向。

（一）生物恐怖袭击欧美大陆

1959年美国报告了犹他州1例患急性呼吸道疾患的痊愈者，于1994年9月随访时经血清学复查检出IgG抗-SNV（无名病毒），该患者被认为是文献中经血清学证实的最早的HPS病例。

1993年5月4日，美国新墨西哥州报告一对未婚夫妇因患难以解释的急性呼吸衰竭而相继死于非心源性肺水肿。随即其兄嫂也出现急性发作，继而出现急性呼吸窘迫综合征（Acute Respiratory Distress Syndrome，ARDS）。美国疾病控制与预防中心（Center for Disease Control and Prevention CDC）接到报告后，迅速查明正是汉坦病毒作祟。截至1993年12月31日，CDC共收到各州经监测确定为HPS的53例病例的报告，死亡32例，病死率约60%。

1994年HV继续在美国各地流窜，截至1994年年底，CDC共确诊108例病例为HPS。

1995年3月底共确诊106例，病死率为52%。至1996年，证实的HPS共128例。1997年6月，共确诊163例。

1994年以来，与美国毗邻的加拿大确定16例病例，南美洲也在多个国家发现HPS病例。1991—1996年阿根廷先后证实94例HPS病例，1993年12月，巴西发现3例。在巴拉圭，有34例病例符合HPS临床特征。

自1995年以来，在玻利维亚、巴西、阿根廷、巴拉圭等美洲国家，以及德国等国家，也相继发现疫情。同时瑞典、比利时也有类似HPS病例的报告。汉坦病毒在欧美大陆任意肆虐。

在我国主要是以汉坦病毒引发的肾综合征出血热（hemorrhagic fever with renal syndrome，HFS）危害最甚，每年发病人数占全世界总发病数的90%以上，目前全国病例数已累计达116万。按年平均发病计，20世纪

50、60、70、80 年代分别为 0.05/10 万、0.33/10 万、1.56/10 万和 6.74/10 万。

（二）揭开"恐怖分子"的"面具"

汉坦病毒属（Hantaan virus）是布尼亚病毒科的一个新属，包括汉坦病毒肺综合征（HPS）病原体、肾综合征出血热（HFRS）病原体等。

病毒的一般特性为：成熟的病毒颗粒呈圆形或卵圆形，平均直径为 122nm，病毒外膜为双层膜（单位膜），包膜上附着一层短丛状纤突，负染电镜下病毒颗粒表面构成无数规则的方栅格状图形。病毒核衣壳（nucleocapsid）由颗粒－丝状的内部核蛋白组成。病毒基因组为负性单链 RNA，含大（L）、中（M）、小（S）三个基因片段，分别编码 L 蛋白（NP），总分子量为 4.5×10^5。

HV 至少可分为四个血清型，包括汉滩（Hantaan，HTN）、汉城（Seoul，SEO）、普马拉（Puumala，PUU）和希望山（Prospect Hill，PH）等。

研究人员分析 1993 年春末夏初在美国西南部的新墨西哥州、科罗拉多州、犹他州和亚利桑那州四州交界地区暴发的那一场新的疾病，用 IFA 和 ELISA 方法从患者血清中检测出可以和汉坦病毒抗原有交叉反应的 IgG 和 IgM 抗体。研究人员根据 PUU 和 PH 病毒的核苷酸序列设计引物，用套式 PCR 方法，从患者的肺脏和其他组织中扩增到汉坦病毒的核苷酸序列，证实了血清学的结果，进一步对 PCR 产物进行序列测定证实，此次暴发的疾病由一种新的汉坦病毒引起。流行病学研究发现，啮齿类动物是该类病毒的主要宿主，其中鹿鼠（deer mouse，peromuscus maniculatus）是这种汉坦病毒的主要宿主动物。该病毒命名为 Sin nombre virus（SNV），即无名病毒，由该病毒引起的疾病命名为汉坦病毒肺综合征。

另一种新发现的汉坦病毒是多布拉伐/贝尔格莱病毒（Dobrava/Belgrade virus）。该病毒与汉坦病毒（HTN）明显不同，宿主动物亦为黑线姬鼠，是巴尔干半岛各国流行的重型 HFRS 的病原体。

（三）按图索骥美国 CDC 公布的临床诊断标准

HPS 的潜伏期尚不清楚，估计为 1～2 周。感染后通常以类似流感样畏寒、发热、肌痛、头痛和咳嗽等症状起病，并伴有恶心、呕吐、腹痛、和腹泻等胃肠道症状，或头昏、乏力、关节痛、胸痛、背痛和出汗，也可伴有呼吸困难。患者可迅速发展为以非心源性肺水肿和高病死率为特征的急性呼吸衰竭症状，HPS的死亡病例均发生在此时。血细胞容积增加和凝血时间的延长是死亡的征兆。

氧和血流动力学功能均得到改善，标志着患者进入恢复期。进入该期的患者可免于死亡，恢复较快，一般无后遗症。在该病预后方面，伴有休克和严重乳酸中毒者预后最差。

实验室检测可发现：

1.病毒学检测：从临床表现上HPS无法与其他类型的非心源性肺水肿或成人ARDS相鉴别，须有病毒学依据方可确诊。病毒学诊断包括血清学检查、免疫组化法检测（简称IHC）和RT-PCR技术检测，其中至少一项阳性，再加上相应的临床表现即可确诊。

2.血常规检查：HPS病例呈现血液浓缩，血细胞压积增高；白细胞可增至 $30 \sim 65 \times 10^9/L$，中性粒细胞增多，有核左移；出现杆状核细胞、晚幼粒细胞和/或髓细胞，以及异型淋巴细胞；患者的血小板可显著减少。

3.生化检验：HPS病例存在明显的低白蛋白血症（<3g/dl），这是HPS病例一般实验室检查的特征表现，对诊断有重要参考意义。

4.胸部X线检查：HPS病例的X线胸片一般均可见双肺呈间质性浸润或肺间质肺泡浸润。

据此美国公布了HPS的诊断标准：

1.发病前健康，起病时体温≥38.3℃，有成人ARDS或因呼吸道疾患住院一周内出现双肺间质浸润。

2.因不能解释的呼吸道疾患而死亡者，尸检证实为非心源性肺水肿。

3.确诊病例必须有一份血清或组织标本证实为HV感染。

4.合并其他疾病者必须具备以下三项之一：血清特异性IgM阳性，或双份血清标本IgG效价上升4倍；检出HV-RNA，IC试验HV抗原阳性。

除以上标准之外，临床医师还应特别注意了解患者流行病学史，应仔细询问患者是否来自流行区或是否去过流行区，有无接触啮齿动物史，有无职业性危险因素等。

上篇　疫病例说

（四）阻断病毒的魔爪

该病毒首先通过呼吸道、接触以及人－人传播的方式进行播散，同时本病多易侵犯青壮年，以男性发病稍多。患病危险因素主要为居室中啮齿动物密度，居住于封闭且鼠密度高，有明显鼠类活动迹象的居室内，感染的危险性更大。

有鉴于此，HPS的综合性预防控制措施包括灭鼠防鼠，加强个人生和个人防护，做好流行病学监测，以及加强消毒工作和患者的管理等。反复多次地大面积药物灭鼠是预防发病的有效方法，将鼠密度控制在1%左右，就能控制流行。

面对新冠病毒肺炎的挑战，我们应在研究已知病毒的基础上，借鉴防治经验，积极探索，从而研究出有效防护和战胜新冠病毒肺炎的治疗方法。

（闫晓宇编写，张磊修订）

十三、不为人所知的中东呼吸综合征

中东呼吸综合征（Middle East respiratory syndrome，MERS）是由一种新型冠状病毒（MERS-CoV）感染而引起的病毒性呼吸道疾病，最早的人感染病例发生在2012年的约旦，当时人们对此尚不清楚，后来在沙特阿拉伯再次发现类似病例后，才发现病原体是新的冠状病毒——MERS-CoV。相对于2003年暴发的SARS，中东呼吸综合征是一种比较年轻的疾病。因为年轻，人们对其知之不多。研究者发现，病毒早在1992年就开始在骆驼中流行，并于2011年开始感染人类。但是，骆驼并非是中东呼吸综合征冠状病毒的最终宿主或源头宿主，因为研究发现，这些骆驼只是病毒的中间传播者（中间宿主）。有研究表明，传播中东呼吸综合征冠状病毒的宿主源头来自蝙蝠。但冠状病毒在动物中普遍存在，除蝙蝠之外，啮齿动物和野生鸟类也可能感染。从发现第一例中东呼吸综合征患者，全球 20 多个国家报告的多数确诊病例为男性，患者年龄介于 24 岁到 94 岁，平均年龄为 56 岁，而且大多数确诊病例集中在中东国家。其他国家陆续报告的该病病例也与中东有直接或间接的关系，主要是这些患者都有在中东国家旅游、工作、经商等的经历。尤其是 2015 年 5 月，韩国出现了首例中东呼吸综合征患者。仅三周时间，疫情就在韩国境内快速蔓延。由于防控措施疏忽、信息公开渠道不畅，疫情持续了 7 个月才得到控制，共导致 187 人感染，38 人死亡，近 1.7 万人隔离。截至 2017 年，全球已向世界卫生组织报告 2100 多例确诊病例，至少 733 人死亡，其中沙特阿拉伯的发病人数占大约 80%。

从世界卫生组织所掌握的情况来看，目前中东呼吸综合征传播主要有两种：

（一）从非人类到人类传播：从动物到人的传播途径并不十分清楚，但单峰骆驼是中东呼吸综合征冠状病毒的一大宿主，并且属于人间感染的一个动物来源。在若干国家的单峰骆驼中分离出了与人间菌株相同的中东呼吸综合征冠状病毒毒株，这些国家包括埃及、阿曼、卡塔尔和沙特阿拉伯。

（二）人与人传播：除非存在密切接触，比如在没有保护的情况下向感染病人提供治疗，否则该病毒不易在人与人之间传播。在医疗机构中曾经出现过聚集性病例，尤其是当感染防控措施不到位或不恰当时，这些机构似乎出现了人际间传播。迄今为止人际间传播有限，仅限于家人、病人以及医务人员。中东呼吸综合征冠状病毒多数病例发生在医疗环境中，但迄今在世界任何地方均无持续性人际间传播情况记录在案。

中东呼吸综合征发病的临床表现从没有症状（无症状状态）或者轻微呼吸道症状，到严重急性呼吸道疾病及死亡不等。典型表现为发热、咳嗽和气短。肺炎较为常见，但并非总会出现，腹泻等胃肠症状也有过报告。疾病严重时会引起呼吸衰竭，需要在重症监护室得到人工通气和支持。老年人、免疫系统功能脆弱者和癌症、慢性肺部疾病、糖尿病等慢性病患者若感染该病毒，会引发更严重的后果。

目前对于中东呼吸综合征冠状病毒尚没有疫苗或者特异治疗办法，治疗属于支持对症性质，如抗病毒治疗，且要根据病人的临床状况进行。因此，对于中东呼吸综合征而言，我们更应该加强预防。

首先，预赴 MERS 重灾区的民众，应注意个人卫生和手卫生，尽量避免密切接触有呼吸道感染症状的人员，避免接触动物及其排泄物，用一次性纸巾和洗手，减少与当地人接触；咳嗽讲究礼节，咳嗽和打喷嚏时，捂鼻捂嘴。

其次，自疫区入境的民众，如出现发热或流涕、咳嗽、咽痛等呼吸道症状，应主动通报边检防疫人员，配合接受检疫及后及时就诊。回国 14 天内，如出现发热或呼吸道症状，应佩戴口罩尽快就医，并避免乘坐公共交通工具前往医院，应主动向医护人员告知近期旅游史及当地暴露史，以便得到及时的诊断和治疗。

正如专家所言，对于中东呼吸综合征我们并不需要恐慌，全球 90% 的 MERS 病例都集中在中东地区，特别是沙特阿拉伯。欧洲、非洲、北美和亚洲都报告发现病例，但除韩国外，这些病例都是零星分布，没有发生持续的群体传播。与许多传染性疾病相比，MERS 的人际传播能力有限。平均而言，每个 MERS 病例会导致 0.6 到 0.7 个二代病例，传播速度远低于"非典"（每个病例平均产生 2 到 5 个二代病例）和埃博拉病毒（每个病例平均产生 1 到 2 个二代病例）。此外，与"非典"疫情不同，目前还没有发现真正传染能力很强的 MERS"超级传播者"。

过去十余年间，中国加大了对公共卫生领域的投入，并且建成了从县级到国家层面的四级疾病预防和控制框架，中国的联网疫情报告系统让医院能够直接向中国疾病预防控制中心报告疑似病例。2012 年以来，中国也已针对 MERS 这样的疾病制定了一套应急反应方案，并培训医务人员处置疑似或可能病例，所以，MERS 疫情在中国大规模暴发的可能性"不是很高"。但我们不能因此掉以轻心，也不必过度反应，保持持续的关注和高度的警惕即可，通过提高对传染病的认识，在面对疾病时有正确的应对而不是恐慌和盲目地听信谣言。

（张磊）

十四、新冠病毒肺炎

（一）疫情

己亥猪归隐，庚子鼠来临。在冬去春来，万象更新之际，澳大利亚山火烧毁蝙蝠等野生动物家园，南半球升温；从西非到东非，从南亚到西亚，蝗灾告急，全球生态环境急剧恶化。伴随上述生态恶化背景，更遗憾的是，冠状病毒家族又演化出新型品种，感染中国武汉居民而出现疫情。习近平总书记亲自指挥部署，党中央成立应对疫情工作领导小组，国务院建立联防联控机制，全国动员，军地医护人员迅即驰援武汉，打响了防控新冠病毒肺炎的人民战争。

（二）认识

根据国家卫生健康委员会和国家中医药管理局关于防控新冠病毒肺炎的第六版诊疗方案、国务院联防联控机制历次新闻发布会公布内容、两院院士和疾控中心等部门专家解读，以及一线医护人员防疫实践体会报道等资讯，我们对新冠病毒肺炎的认知正在逐步加深。

1. 病毒

冠状病毒是一个大型病毒家族，不断形成一个演化体系，有许多品种。1937年科学家首先从鸡身上开始分离并纵深研究，取得众多成果。从结构上看，冠状病毒是自然界广泛存在的单链RNA（核糖核酸）病毒，1975年被国际病毒命名委员会正式分类并命名为巢（套）病毒目冠状病毒科。本次首先在武汉暴发的疫情，是来源于冠状病毒科的新型冠状病毒，和SARS病毒同类而不同种，但它们的共同特点是必须寄宿于动物体内，借助宿主细胞才能繁衍。冠状病毒科分4属，各属又分若干型。目前已知可感染人类的冠状病毒有7型，其中SARS病毒、MERS（中东呼吸综合征病毒）和武汉首发疫情的新型冠状病毒等3型杀伤力巨大。

上篇　疫病例说

2. 防控

数千年来，人类应对疫情就创造性地总结出早发现、早隔离、早治疗等举措。早在中国秦代设置的"疠迁所"以及两汉时代设置的"空舍""庵庐"等，都是隔离场所。这一举措东西方已形成共识，没有争议。

3. 治疗

对疫病的治疗，中医药坚持辨证施治原则，全程对症治疗，数千年来积累了丰富经验，也制定出伤寒、温病等基本临床诊断标准和三因制宜的个体化诊疗方案。这种针对疫病"病状相似"而创制的基本标准，如六经辨证、三焦辨证、卫气营血辨证等，对抗击疫病起到重要指导作用。因时、因地、因人而宜的具体辨证论治，量效关系把握，都体现出中医活的灵魂。现代医学应对疫病在早发现、早隔离基础上，坚持支持疗法，以临床症状、抗体检测、影像学证据等为依据确诊，以发现病菌病毒从而研制疫苗对抗预防等为原则，也无可非议。因此，卫生防疫无国界，也不应有门户之见。中西医学只有互相补充，协同作战，才能收到 $1＋1＞2$ 的抗疫效果。

（三）探索

1. 经典理论

《黄帝内经》是中医经典，至今仍指导着中医临床实践，其中关于五运六气学说的内容对卫生防疫仍有指导作用。中国工程院王永炎院士在2019年夏曾提出当年冬至次年开春可能出现疫情，武汉疫情作为应验证据，说明他的研判是正确的。这一事实告诉人们，《内经》的理论没有过时，无非是今人学习传承不够而已。

《内经》中蕴藏的理论，因文字古奥不容易理解，这是事实。但只要用心研读还是能汲取精华的，如《素问·刺法论》中所谓"正气存内，邪不可干"的命题，对当今防疫就有指导意义。所谓正气，通俗地说就是人的心气、正能量、抵抗力（免疫力），概括地说就是人的精气神。人体心系脑室，其正气即精气神的产生都有赖于该系统的良好状态，心脑系统功能状态好，即"正气存内"，疫邪不能干；反之，疫邪则可侵入人体，产生疫病。正是由于这个生理心理机制的存在，《内经》认为脑为"疫室"，即疫邪之气侵犯，必走心入脑，经心脑系统和精气神的综合作用，协调凝练出的免疫力遏制了疫邪的深入，即《内经》所谓"气出于脑，即不邪干"。

2. 六朝防疫

魏晋南北朝是中国历史上政治离乱的时期，但也是卫生防疫有明显建树时期。众所周知，东汉张仲景的《伤寒杂病论》对外感病的六经辨证论治理论具有重大突破。明末吴有性的"戾气"说和清代温病学派的三焦辨证、卫气营血辨证，在卫生防疫史上也是一个里程碑。然而，对于魏晋南北朝卫生防疫情况的研究目前不够深入，其原因是这一时期的医籍散佚严重。

据中国中医科学院梁峻研究员团队对六朝唐宋方书辑稿的整理研究发现，这一时期卫生防疫的理论方药与伤寒、温病等理论方药有不相同之处，如邪气侵入的由浅入深顺序为"皮、肉、筋、骨、脉、髓"。心主脉，"脑为髓海"，疫邪乖戾，不按常规，不循常理，故直入心脑。脑为"疫室"，受邪后调动储备的精气神，即所谓免疫力来抗疫，精气神各守其本，则疫邪不能干。其实，用现代白话表达，即增强自信心，不恐慌，宁静专一，坚守卫生之道，则不会染疫。推荐《范东阳方》《集验方》《删繁方》《古今录验方》《经心录》等方书供抗疫医护人员学习借鉴。

3. 传承守正

毛泽东主席说："中国医药学是一个伟大的宝库，应当努力发掘，加以提高。"习近平主席认为："中医药是中华文化瑰宝，是打开中华文明宝库的钥匙。"党和国家领导人我国传统医药的研判鼓舞着我们从业者的信心。屠呦呦老师借鉴葛洪《肘后备急方》中"青蒿一握，以水二升渍，绞取汁，尽服之"十五个字的启发，在低温下提取出"青蒿素"，挽救了数百万疟疾患者生命，获得诺贝尔医学或生理学奖，为中国人尤其是医药卫生工作者赢得荣誉，是我们发掘传统医药精华的楷模。

"传承精华，守正创新"是全国中医药大会的主题。传承必先守正，在卫生防疫中传统精华是"心如日，神守其本"。通俗些说，就是应对疫情不恐慌，不焦虑，"精神内守"，热心担当，即所谓"气出于脑"；以精气神良好状态面对疫情，则"邪不可干"。这点看起来抽象不易理解，但

上篇 疫病例说

确是《内经》精华，数千年实践已反复证明。

应对武汉首发的疫情，向着疫区而行的人们就是"心如日，神守其本"的精英。老祖宗几千年前的感悟认知，对当今防疫仍有指导意义。那些心向祖国，热心公益，知难而上，奉献担当的人心良知，彰显出大爱的知行统一道德，就是中华民族守正的具体体现。

（四）建议

1. 辨彰经典疫理，考镜疫情源流

清代史学家章学诚认为：任何一个学科的发展都必须"辨彰学术，考镜源流"。中国医药学博大精深，其中包含着的卫生防疫内容、举措、方药、著作汗牛充栋。现代医学以分析还原方法论为指导，在发现病原体，揭示人体免疫机理，研制疫苗等方面都取得重大进步，但在疫苗产生前原有药物对新发疫病往往没有针对性。中国传统医药学则以整体观为指导，在探索病因的同时，主要依据患者的症状体征，辨证论治，处方用药，因时因地因人而宜加减化裁，调整用量，则适合于疫病治疗康复全过程。中医药学的这个优势和现代医学的核酸检测、影像学检查、支持疗法等相互补充，实践证明可达到理想效果，SARS 防控和新冠病毒肺炎防控等实践统计数据是为证。

既然中医药学在卫生防疫中有特色优势，我们建议政府应加大对中医防疫史鉴研究的资助力度，对历代疫情、疫理及应对举措、方药做分门别类的深入研究，以史为鉴，储备应对可能发生疫情的应急方案、防控药物和各类防护物品，结合现代科技，构建中医防疫预警体系，建置必要的设施和装备。

2. 构建中国特色卫生防疫格局

SARS 防控时中医介入，新冠病毒肺炎防控中医药团队大批冲向疫区，实践证明，传统医学在卫生防疫中潜力大，方法多，效果好。全国乃至各省市（自治区）近年至少组建一支百人以上的中医防疫队（含 13 名医护人员配置），各综合医院中医科要配置应对疫情抢救危重病人的专家，各医院 ICU 配备 1 名中医专家指导抢救患者，平时发现培养人才，遇疫情时这一支专业队伍可首先冲锋，等待后援。卫生防疫队伍增加中医药人

才的举措，可成为中国特色卫生防疫格局的亮点，也可为世界卫生组织应对疫情提供资鉴。

3.强化公民卫生防疫意识

中国是拥有14亿人口的大国，人口密度大，尤其北、上、广、深等城市人口密度更大。中国又是一个人文积淀厚重的国家，每逢佳节倍思亲，亲人逢节团聚，如五一、中秋、国庆、春节等节日，异地流动人口是世界之最，加之各大专院校一年两个假期的回家和返校、农民工的回乡和返城务工高峰等，大批量的人口流动给卫生防疫工作带来极大风险。公共卫生无国界，所以在14亿人口的大国，国家安全战略中应把公共卫生列入重要位置，加大投入力度。

公共卫生没有局外人，因此要加大公共卫生知识培训，增强公民的卫生防疫意识。传媒部门要增设公共卫生栏目，医药卫生执业资格考试要增加卫生防疫知识考点内容。只有平时多措并举，逻辑组合，夯实基础，遇到疫情时才能赢得卫生防疫战争的胜利。

4.敬畏自然，尊重生命

地球村已客观成为人类命运共同体，全人类靠地球承载。自然生态是人类赖以生存的温床，大气圈、水圈、生物圈等的生态平衡是人类的共同责任，公共卫生是全人类共同的事业。人类只有敬畏自然，与动植矿菌等和谐共生，合理利用，才能维持自然生态的平衡存续，也只有维持这自然生态平衡，才能使人类繁衍昌盛。《素问·宝命全形论》认为"天覆地载，万物悉备，莫贵于人"。人类能进化至今实属不易，人类生命至贵，要倍加珍惜，但动植矿菌物的生命也同样尊贵，是它们构建的生态环境养育了人类，因此，人类要强化"万物有灵"的自然理念，尊重万物生命，自然才能最终尊重人类，这就是新冠病毒肺炎暴发后思考的结果吧。

（郑蓉）

上篇 疫病例说

83

中篇　疫病史鉴

一、影响古代疫病流行的主要因素分析

疫病，是中国古代对人民的健康与生命摧残最甚的一类疾病，在各种文史资料及医学书籍均有许多触目惊心的沉痛记载。在医学高度发展的今天，我国由于贯彻"预防为主"的卫生方针，以及爱国卫生运动的展开，各项防疫措施的落实，疫病杀人如麻的猖獗气焰已被遏制。但是，人类与疫病的斗争将会继续下去，防疫事业尚有漫长的道路。近年来，在我国发生的 SARS 和新冠病毒肺炎，说明了疫病仍在危害着人民的健康，甚至威胁着人民的生命这样一个严酷的事实。因此，对中国古代的疫病流行概况做一些较为系统的了解，对当时影响疫病流行的主要因素做一些较为客观的分析，从中寻求某些规律性的揭示，对我们今天在新的社会条件下如何与疫病做斗争，无疑能提供一些有用的借鉴。

本章在系统地考查了文史、医学等各种现存文献中的古代疫病流行相关资料的基础上，对资料进行归纳、整理，力求通过系统地掌握中国古代 2500 多年有文字记载的疫病流行情况，然后客观地分析影响古代疫病的诸种主要因素，从中引出借鉴或启示。

在本章开始之前，首先感谢我们的祖先有着优良的记史传统，每一个朝代都有专门的史学家以较为客观的态度为上一朝代修史，因而为我们留下了一部在世界范围内独一无二的完整连续的 2500 多年的文字历史，使我们现在有可能对古代的疫病流行情况进行系统的考查与研究。因此，必须说明的是，古代中国这种疫病流行情况与其他任何无文字历史可以考查的国家毫无可比性。

（一）疫病含义与范围

什么是疫病？这是在做历史文献考查之前就首先要解决的问题。只有弄清疫病的含义与范围，才能在文献调研中不背离主题。在一些先秦的著作中如《礼记》《淮南子》《吕氏春秋》等，均提到"疫"字，但没有明确

中篇　疫病史鉴

的定义。从《礼记·月令》"民殃于疫""民必大疫，又随以丧"等条文来看，疫病的伤亡损害是比较严重的。许慎《说文解字》提出："疫，民皆疾也"。"皆"字说明疫之发病具有一定的广泛性，这种广泛性是否与传染有关？在当时的著作中找不到更充足的理由来肯定或否定。只能这样理解，传染病的发病也具有广泛性，所以疫病包括了传染病在内，但并不局限于传染病。

较早提出"疫"之传染性的是隋代巢元方《诸病源候论》，他认为疫疠乃"人感乖戾之气而生病，则病气转相染易，乃至灭门，延及外人"。值得提出的是，《素问·刺法论》中说"五疫之至，皆相染易，无问大小，病状相似"，十分明确地点出了"疫"的传染性。然而，如果用此来说明汉以前人们对疫病的认识，恐怕不太妥当，因为《素问遗篇》较为公认的看法是宋人补入的。《内经》作为中医基础理论最权威的经典著作，后世医家不断补充、完善，起码自宋代之后，论"疫"明确强调了它的传染性，这一点在后期医学著作中的依据十分充分。如明·吴有性《温疫论》说："时疫能传染于人""病偏于一方，延门阖户，众人相同。"清·熊立品《瘟疫传证汇编》说："阖境延门，时气大发，瘟疫盛行，递相传染。"清·杨璿《寒温条辨》说："凶年温病盛行，所患者众，最能传染人，皆惊恐呼为瘟疫。"清·莫枚士《研经言》说："疫者役也，传染之时，病状相若，如役使也。"《增订伤暑全书》"霖按"所论更为明确："疫者，犹徭役之谓，大则一郡一城，小则一村一镇，比户传染……如不传染，便非温疫。"他们的论述，皆用了"传染"一词。

综上所述，可以确定，疫病是指具有传染或流行特征而且伤亡较严重的一类疾病。其涵盖的病种是相当广泛的，包括多种传染病，也可能包括某些非传染性流行病。因为古代的记载相当笼统，要把它们再做区别是相当困难的。

与"疫"含义相近的还有"疠"字。汉以前，"疠"的含义要更广泛一些，除了与"疫"同义之外，又泛指一些比较痛苦而顽固的疾病，并且还特指一种具体的病，可能是麻风病。在较为后期的各种著作中，"疠"与"疫"的含义逐渐趋于一致，并多有"疫疠"并称。如东汉·王充《论衡·命义》篇："温气疫疠，千户灭门。"隋·巢元方《诸病源候论》："病无长少，率皆相似，如有鬼厉之气，故云疫疠病。"至清·段玉裁注《说文解字》时，"疠"的词义已显著缩小，段注"疠"字条："按古义谓恶病包内外言之，今义别制。'癞'字训为'恶疮'，训'疠'为'疠疫'。"至此，"疠"与"疫"已几无区别。

此外，在历代医学著作及后期地方志中，对属于疫病范围之内的疾病尚有一些其他的或较为具体的名称。之所以言其属于疫病范畴，基于同样具有传染或流行特性，而伤害较重。如汉·张仲景《伤寒论》所说的"伤寒"，隋·巢元方《诸病源候论》、唐·孙思邈《备急千金要方》、唐·王焘《外台秘要》中的"时气""温病""伤寒"等等，都有相当一部分属于疫病范畴。宋、元、明、清医著中的"痘""大头瘟""羊毛瘟""烂喉痧""吊脚痧""鼠疫"等，根据书中所描述的临床表现、流行特点来看，属于疫病范畴则更是毫无疑义的了。需要说明的是，要追究以上所言疫病范畴中都具体包括了现代医学中的哪些传染病，则很难——对号入座。

根据以上疫病的含义与范围，在文献考查时，采取以下 3 条原则：①文、史、医籍中凡以"疫""疫疠"记载的资料均属考查范畴。②已被确认是传染病的其他名称或具体病名记载的资料，如"痘"——天花、"吊脚痧"——霍乱等等，均属考查范围；不确定者，如"伤寒""时气"等等，则当资料中注明了传染或流行、伤亡较重等特点时，才属于考查范围。③具有地方病特征的记载，一般不属疫病考查范畴。但是，当此病由于人口迁移等原因形成地方外流行，则属于考查范围。如"瘴疫"，局限于岭南时不属于考查范畴，而如果由于战争等原因将瘴疟带出岭南形成其他地区的流行，则属于考查范围。理由是地方病在采取有效控制措施之前往往具有长期存在的特点，属于另一研究范畴的东西。例如，岭南地区终年气候温暖，按蚊无越冬期或仅有短暂的滞育期，疟疾几乎全年传播而无休止期。因此，文献中关于岭南地区"瘴疫"流行的记载并不能说明实际流行的情况，只是反映了外地人进入岭南地区的频数。

（二）影响疫病流行的因素分析

如上所述，古代所称之疫病多数是指传染病。因而，疫病的流行与传染的三个环节密切相关。凡是能作用于这三个环节的种种因素，均可能影响着疫病的流行。概括起来，可分为社会因素与自然因素两大方面，前者起着主导作用，往往在疫病发生之后决定其流行程度与后果的严重程度。后者则常常是依附于前者而起作用，它们并不能绝对分开，总是交错在一起，共同影响着古代疫病的流行。

1.社会政治因素

中国古代经历了漫长的封建社会，在整个古代，皇权至上的封建专制政治制度几无改变。从总体上说，社会政治是黑暗的，社会环境是恶劣的。在整个封建社会历史阶段，我国的疫病流行情况都较为严重。然而，解剖这个历史阶段，可以看到，由于此伏彼起的农民革命斗争不断地推翻黑暗腐朽的统治集团，统治阶级内部无止无休的权力斗争也在加速本身的分化瓦解，在中国封建社会 2500 多年的历史发展过程中，屡经分裂与统一、战乱与平定的反复变迁，即所谓"合久必分，分久必合"。相对而言，各王朝统治者的统治方法并不一致，或明或昏；各时期的社会政治状况也并不一致，或治或乱。这样，对疫病的流行就有着不同的影响。

（1）国家政治与社会局势对疫病流行的影响

从整个古代历史及疫病流行概况来看，相对贤明的统治者往往推行一定的安民强国、发展生产的政策，国内的政治局势较为稳定，生产力有所发展，人民的生活水平也相对有所提高。这样的时期内，疫病的流行则略有缓解。反之，政治昏暗腐败的王朝，统治者穷奢极欲，挥霍无度，整个统治阶级贪得无厌，往往借酷政暴敛把灾难转嫁给黎民百姓。生产遭受破坏，人民的生活极端困苦，被迫铤而走险，反抗斗争日益激烈。统治阶级内部的争权夺利也往往由于帝位的风雨飘摇而趋于白热化，结果是局势动荡，甚至战乱频繁，疫病的流行也往往更为严重。

如西汉昭、宣时期，政治较为贤明，奉行改造耕作制度，发展生产的政策，减少徭役和赋税，放弃酒榷政策，改归民营，又在首都长安和各郡县广置长平仓，控制物价，还将国有土地出借给贫苦农民耕种，不收租税。在一定程度上促进了社会的安定，改善了人们的生活，史称"昭宣中兴"。而在西汉末年，元、成、哀、平四帝均荒淫奢侈，昏庸无能，统治阶级贪得无厌，政治十分黑暗，土地兼并迅速发展，阶级矛盾尖锐激烈，农民生活极端困苦。据《汉书·贡禹传》说："农夫父子暴露中野，不避寒暑，挼耞耙地，手足胼胝。已奉谷租，又出稿税，乡部私求，不可胜供……穷则起为盗贼。"整个社会局势动荡不安。在这样两种社会状况下，据《汉书》的记载，昭宣二帝在位 37 年仅有一次疫病流行，而元、成、哀、平四帝在位 53 年中，却有公元前 48—前 44 年、公元前 32—前 19 年、公元前 6 年、公元 1—5 年等多次连年疫病流行。

又如前唐时期，统治者采取了一系列有效的政治措施，并注意兵役、徭役的征发不夺农时，鼓励农民从狭乡迁往宽乡，政治比较清明，经济恢复较快，社会秩序亦比较安定，是我国历史上较为强盛的时期。唐高祖、唐太宗、唐高宗三代在位共 60 年，仅有 5 次疫病流行的记载。到中宗时期，暴戾的韦后及太平公主专权，宦官激增至 3000 多人，他们分党结派，营私舞弊，政治腐朽混乱，经济遭受破坏，民不聊生。短短的 6 年，竟三度发生疫灾为患。

对于这个问题，古人早有认识。如《后汉书·申屠刚传》中论王莽之害："今承衰乱之后，继重敝之世，公家屈竭，赋敛重数。苛吏夺其时，贪夫侵其财，百姓困乏，疾疫夭命。"无独有偶，《新唐书·辛替否传》再次指出了同样的问题："中宗，陛下之兄，居先帝之业，忽先帝之化，不听贤臣之言，而悦子女之意。虚食禄者数千人，妄食士者百余户，造寺蠹财数百亿。度人免租，庸数十万。是故国家所出日加，所入日减，仓乏半岁之储，库无一时之帛。所恶者逐，逐必忠良；所爱者赏，赏必谗慝。明佞喋喋，交相倾动，夺百姓之食以养凶残，剥万人之衣以涂土木。人怨神怒，亲忿众离。水旱疾疫，六年之间三祸为变。"虽然古人的认识有一定的局限性，但却清楚地反映出他们已经看到了政治黑暗，时局动荡，人民贫困，则疫病流行亦较严重这样一个社会事实。

政治黑暗，局势动乱能增加疫病流行的机会，这种事实在一个旧王朝行将崩溃的前夕体现得尤为突出。如东汉末年，平庸无能的桓、灵二帝沉湎于酒色歌舞之中，当时宦官专权，权倾海内，宠贵无极。他们肆意侵夺民财，虏略民众以为奴仆婢妾。广大农民纷纷破产，流离失所，被迫揭竿起义。由于宦官垄断了仕途，上进无门的儒生也在朝野形成一个庞大的反宦官专权的社会政治力量，社会问题十分严重。至献帝时期，东汉王朝已名存实亡。封建土豪军阀一面残酷镇压农民起义，一面又相互争夺地盘，使整个中国陷入长期混战的痛苦局面。我国在这一时期疫病流行之严重几乎是举世闻名的。从历代文献记载来看，桓、灵、献三帝在位共70多年，有疫病流行记载达17次之多，并且其中多次是连年的疫病大流行。如《后汉书·桓帝纪》说："岁比不登，又有水旱疾疫之困。"《伤寒论·序》说："余宗族素多，向余二百。建安纪年以来，犹未十稔，其死亡者三分有二，伤寒十居其七。"当时的疫病流行不仅次数频繁，而且疫情惨重。曹植《说疫气》中描绘说："建安二十二年（217年），厉气流行，家家有僵尸之痛，室室有号泣之哀，或阖门而殪，或覆族而丧。"便是一个生动的写照。受疫病之害，首当其冲的是流离失所的老百姓，即曹植所言"被褐茹藿之子，荆室蓬户之人"。然而，由于疫情严重，即使是士大夫们也未必尽能幸免。如《三国志·魏书·王粲传》记载："文帝书与元城令吴质曰：'昔年疾疫，亲故多罹其灾，徐、陈、应、刘一时俱逝。'"同文又记载："（徐）干、（陈）琳、（应）玚、（刘）桢二十二年（217年）卒。"文学史上著名的"建安七子"竟有4人在同一年内死于疫病，当时疫病流行之猖獗，由此可见一斑。

再如西晋，由于司马炎代魏以后，恢复了落后的分封制度，到了西晋末年，王侯贵族的力量迅速膨胀，严重地削弱了中央集权制度。当时的"九品中正制"也已成为世族门阀培植私家势力的重要工具，而且此时王朝的统治集团又十分腐朽贪婪，更加剧了阶级矛盾的尖锐化。290年，新即位的惠帝司马衷是个白痴，野心家贾后为了专权挑起"八王之乱"，战火从洛阳迅速燃遍了大河南北和关中地区，混乱延续了16年之久。这次变乱直接导致了永嘉时期的民族斗争，匈奴和羯族的首领刘聪、石勒等率领部众残酷屠杀汉人。晋朝的官民无法忍受，只得向较为稳定的江南逃亡，史称"永嘉南渡"。自"八王之乱"开始到永嘉末年共短短的22年，在这样混战、流亡的一片动乱中，疫病肆行，记载竟达11次之多。尤其是永嘉年间，流行区域之广泛，横行六州，流行时间之延续，几无休时。据《晋书·食货志》记载："永嘉时，丧乱弥甚，雍州以东，人多饥乏，更相鬻卖，奔送流移，不可胜数。幽、并、司、冀、秦、雍六州大蝗，草木及牛马毛皆尽，又大疾疫，兼以饥馑……饥疫总臻，百官流亡者十八九。"

（2）战争对疫病流行的影响

古代，战争与社会政治状况是密切相关的。战乱常常是社会政治黑暗、社会矛盾激化的必然结果，也常常是社会局势动荡、社会经济遭受破坏的重要原因。当然，在昌盛时期也可能有战争，那往往是对边族的征战。战争虽然有正义与非正义之分，从社会发展的历史看，前者起推动作用，后者起反动作用。然而这些战争的进行过程，对疫病的流行却往往都有着推波助澜的作用。尤其是王朝新旧更替时大规模的战乱，对疫病流行的推助作用就更为明显。从正史资料来看，与战争有联系的疫病流行为数不少。据史料记载，《汉书》《后汉书》中有 7 次，《三国志》中有 6 次，《晋书》中有 8 次，南北朝各史中共有 15 次，《新唐书》《旧唐书》中有 11次。三国时期是历史上典型的军阀割据、混战不休的时期，在《三国志》中共有 17 条文字记载了 12 次疫病流行，其中竟有 10 条文字记载了 6 次与战争相关的疫病流行。

由于后期史书中的记载分类比较明确，各类天灾人祸之间的联系不易分辨。唐以前这方面的资料较充足，从唐以前的记载看，发生于战争之中或之后的疫病流行频数竟占疫病流行总频数的 1/4（见图 1、表 2）。

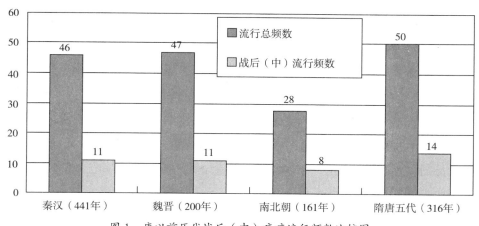

图 1　唐以前历代战后（中）疫病流行频数比较图

中篇　疫病史鉴

表2　唐以前历代战后（中）疫病流行频数占总频数百分比表

朝代	秦汉	魏晋	南北朝	隋唐五代	平均
总频数	46	47	28	50	
战后频数	11	11	8	14	
百分比	24%	23%	25%	28%	25%

归纳起来，战争对疫病流行的影响主要表现在以下几个方面。

①疫病的流行直接发生在征战的军营中。历史上由于这样的原因而迫使领导者改变作战方针，甚至导致失败的例子不胜枚举。例如，王莽天凤四年（公元17年），王匡、王凤领导的绿林山农民起义，以绿林山为根据地，三年中迅速发展。据《后汉书·刘玄传》记载：至地皇二年（公元21年），已"至有五万余口，州郡不制。三年（公元22年），大疾疫，死者且半，及各分散引去"。正是由于绿林山上疫病流行，起义军才不得不兵分两路，撤离根据地。再如东汉建安十三年（208年），决定"天下三分"形势的著名战役——赤壁之战，曹军二十余万（号称八十万）与孙刘联军三万余人相遇于赤壁。《三国志·魏书·武帝纪》记载："公至赤壁与备战，不利。于是大疫，吏士多死者，乃引军还。"曹军中疫病流行致使部队战斗力下降，是兵力占绝对优势的曹军归于失败的重要原因之一。又如唐末席卷了我国大江南北的黄巢起义，乾符六年（879年）于南征途中，黄巢军中大疫，据《旧唐书·黄巢传》记载："是岁自春至夏，其众大疫，死者十三四。众劝请北归，以图大利。巢不得已，广明元年（880年），北逾五岭。"可见正是由于疫病的流行，这才迫使黄巢起义军北归。

②随征战的军队流动造成疫病的流行、传播，特别是远距离的征战，常常造成两地间的疫病传播，有时甚至可由于征战的军队带来某地某病的首次流行。如东汉建武十七年（212年），伏波将军马援南击交阯，征战三年。据《后汉书·马援传》记载："二十年秋，振旅还京师，军吏经瘴疫死者十四五。"医史文献学者郭霭春教授在《中国医史年表》中指出："自此将恶性疟疾带到中原。"又如，金代医家张子和在《儒门事亲》中说："余亲见泰和六年丙寅（1206年），征南旅师大举。至明年军回，是岁瘴疠杀人，莫知其数，昏瞀懊恼，十死八九。"如果说前者由征战军队把

瘴疫从岭南带往中原的记载尚不够明确的话，而后者则描述得十分明了确切了。还有，《明史·杜桐传》记载："朔漠素无痘疹，自嘉靖庚戌（1550年）深入石州染此症，犯者辄死。打儿汉者，十失兔吉能部落也，数将命奉贡，累官指挥同知。一日互市还，与其侪秃退台吉等，俱染疫死。"朔漠是北方的沙漠地区，由于征战内地而带入天花，流行严重，以致部落首领也染天花而死。

③战乱带给人民的疫病灾难。在战争对疫病流行的影响中，这是最为严重的。如唐朝玄宗天宝末年（755年）的安史之乱，这场战乱只是统治阶级内部争权夺利的斗争，它不仅使社会经济遭受破坏，同时致使疫病流行。《旧唐书·杨炎传》说："迨至德（756年）之后，天下兵起，始以兵役，因之饥疠。"十分明确地指出了这次战乱对疫病流行的影响作用。这场战乱所带来的饥荒与疫病，使人民蒙受了巨大的灾难。据《新唐书·刘晏传》记载："大略于开元、天宝间，天下户千万。至德后残于大兵，饥疫相仍，十耗其九，到晏充使，户不二百万。"再如开封城，作为宋都于1127年被金兵所围；作为金都，于1213年与1232年两次被元兵所围。三次被围，均造成城中疫病流行。据《宋史》记载："建炎元年（1127年）三月，金人围汴京，城中疫者几半。"据《金史》记载：贞祐元年（1213年）九月，"大元兵围汴，加以大疫，汴城之民死者百余万"。天兴元年（1232年）"三月……大元兵攻汴城""五月……汴京大疫凡五十日，诸出死者九十余万，贫不能葬者，不在是数"。此第三次疫情，我国著名的金元四大家之一李东垣的《内外伤辨惑论》记载更为严重，他说："向者，壬辰改元，京师戒严。迨三月下旬，受敌者凡半月。解围之后，都人之不受病者万无一二，既病死者继踵不绝。都门十有二所，每日各门所送多者二千，少者不下一千，似此者凡三月。"以此计算，总计死者当有一百六十二万之多。伤亡之惨重，实为令人痛心。

正因为以上现实的存在，史书上将继发于战争的疫病流行直呼为"兵疫"，竟成为一个专门的名词。如《新唐书·陈子昂传》说："令军旅之弊，夫妻不得安，父子不相养五六年矣。自剑南尽河陇，山东由青、徐、曹、汴，河北举沧、瀛、赵、郑，或困水旱，或顿兵疫，死亡流离略尽。"《元史·成遵传》说："武昌自（至正）十二年（1352年）为沔寇所残毁，民死于兵疫者十六七。"可见战乱可能增加疫病流行的机会，在古代已经是一个被普遍认识的问题。

（3）分析与述评

首先，由于政治黑暗腐朽导致人民的生活困苦贫穷，至于战乱则更是极大地破坏了人民的生活环境，人民流离失所，饥寒交迫，健康备受摧残，使人群对疫病的易感性增高，一旦遭遇疫病流行则迅速蔓延，造成惨重伤亡。如《宋史·五行志》说："隆兴二年（1164年）冬，淮甸流民二三十万避乱江南，结草舍遍山谷，暴露冻馁，疫死者半，仅有还者亦死。"这种状况甚至连封建统治者也注意到了。南朝陈宣帝于太建六年（574年）夏四月辛丑日，诏曰："……朐山、黄郭车营布满，扶老携幼，蓬流草跋，既丧本业，咸事游手，饥馑疾疫，不免流离。"

其次，征战军队的流动及百姓避乱的流亡造成了大量、长距离的人口流动，促进了疫病的传播。拿军队来说，东汉冯茂、马援之南征，竟从中原地区到岭南，直到今日之越南境内。唐末黄巢起义的数十万军队从山东揭竿而起，南征至广州，继而又北伐至长安……古代像这样长距离征战的例子是不胜枚举的。军队中虽以壮丁为主，但由于人员集中，情绪紧张，生活毫无规律，卫生条件又差，更兼战伤劳累，军营中是较易发生疫病流行的。而且既已发生疫病的军队仍在流动中。例如前面所说的黄巢起义军，在广东由于疫病流行而改道北伐，直至江西信州，军中疫病仍然十分猖獗，这样便造成沿途的疫病传播。就百姓而言，避乱逃亡往往成群结队，若随统治者迁都流亡，则人数就更多。逃亡途中慌不择路，大多亦无一定可以落脚之处，流动性大而生活毫无保障，所以在逃亡的人群中容易发生疫病的流行。如南宋恭帝德祐元年（1275年）六月庚子日，昝万寿以嘉定、三龟、九顶、紫云城投降元兵。据《宋史·五行志》记载："是年四城迁徙，流民患疫而死者不可胜计。"又如《元史·朴不花传》也记载说："至正十八年（1358年），京师大饥疫，时河南、（河）北、山东郡县皆被兵，民之老幼男女避居京师，以故死者相藉。"明确指出此年京师的疫病流行是由于河南、河北、山东的百姓流亡到京师所造成的。

2. 地理环境因素

对疫病流行可能有影响的地理环境因素大致包括气候、水、地形、人口和城市化等几个方面。从历史的观点看，地理环境的变迁是社会与自然综合作用的结果，与社会经济、文化的发展有着一定的联系。一方面，我国南北方自然地形、水热条件的区别有史以来并无明显变化；另一方面，人口增长、城市化建设却有一个随着社会经济文化中心转移而由北往南的明显趋势。因此，地理环境因素对疫病流行的影响是十分复杂的。

（1）我国南北方地理条件的区别及其对疫病流行的影响

我国疆域辽阔，由于纬度位置、海陆位置、地形影响、大气环流等原因，我国以秦岭、淮河为界，南北方的水热条件有着明显的区别。据今来看，北方一月气温在0℃以下，年降水量在800mm以下，无霜期5～8个月，河流较少，冬季结冰，水量少。黄、淮、海河及东北各河仅占我国地表总水量的1/10强，因而我国北方广大地区干旱而寒冷。南方一月气温在0℃以上，年降水量在800mm以上，无霜期8～12个月，河流纵横，水量大，冬季不结冰，我国的地表水分90%弱集中在长江流域及其以南地区，因而我国南方地区湿润而温暖。正是由于这样的地理条件，疫病的流行也常在南方高发。

在中国古代，人们对于这个问题已有所认识。清代医家张璐在《张氏医通》中论述说："东南冬月患正伤寒者少，患冬温及痘疮者最多；西北则秋冬皆患伤寒，殊无温疫痘疮之患。此何以故？西北土地高燥，即春夏气难上升，何况秋冬之凝冱？东南土地卑湿，为雾露之区，蛇龙之室，其湿热之气，得风播之……蒸气中原来杂诸秽，益以病气尸气，无分老少，触之即同一病宜矣。"虽然由于当时的科学水平及思维方法所限，他们不可能把这个问题认识得十分透彻，但是毕竟已经注意到了这一事实。

（2）人口增减及城市化建设对疫病流行的影响

我国古代人口的增减变化与城市建设、经济文化的发展相关密切。中国古代的经济发展、文化中心转移呈现由北往南迁移的趋势，由此导致了人口的增加、繁华城市的出现也呈现由北往南迁移的趋势，对疫病流行的地理分布有一定的影响。

中国从上古到西晋，经济文化中心一直在北方的黄河中、下游流域，关中与山东是两个高度开发区，而南方的开化程度则比较低。据《史记·货殖列传》记载："楚越之地，地广人稀，饭稻羹鱼，或火耕而水耨。"甚至到了西晋末，南方仍未开化。《全晋文》卷 54 记载："吴楚之民，脆弱寡能，英才大贤不出其土，比技量力，不足与中国相抗。"文章的语气显然尚视南方为化外之土。自从经历了政治上迫使经济文化中心南迁的三次大波澜：永嘉之乱、安史之乱、靖康之难，中国古代的经济文化中心由偏盛于北方，到南北抗衡，而渐至于北衰南兴，由此，导致了人口的南增北减及城市建设的北滞南进。

从城市来看，西晋之前，较为繁华、人口较为集中的城市，像长安、洛阳、开封等都偏着于北方。即使到了唐开元年间的州郡等级，所谓六雄十望也全在北方。到了宋神宗时期，这种状况即发生了很大的改观。全国划分为 23 路，北方仅占 8 路，南方占 15 路。到了北宋末年，除首都开封外，其余重要城市如杭州、苏州、扬州、成都、江宁、明州、荆州、广州、泉州等全在南方。元、明、清三朝首都虽然都在北京，但是由于南方受地形影响，尤其是长江的保护所受战争的灾祸较少，加上南方地区优越的地理条件，使之物产丰富，此期南方的发展更为迅速。从人口增减情况看，自西汉一直到明代，我国人口数基本上在 4600 万到 6000 万之间波动，总人口数增长并不明显。从梁方仲《中国历代户口、田地、田赋统计》一书所提供的人口数，可以反映出这种基本情况（见表 3）。

表 3　中国历代人口与户数表

朝代	人口数	户数
汉（元始二年，公元 2 年）	59 594 978	12 233 062
隋（大业五年，609 年）	46 019 956	8 907 546
唐（天宝十四年，755 年）	52 919 309	8 914 709
宋（大观四年，1110 年）	46 734 784	20 822 258
元（至元二十八年，1291 年）	59 848 964	13 430 322
明（洪武二十六年，1393 年）	60 545 812	10 652 870
清（乾隆三十一年，1766 年）	208 095 796	—

然而，由于北方人口南移及南方经济建设发展，南北方人口的比例却发生了很大的变化，出现了北方人口减少而南方人口增加的现象。陈正祥《中国文化地理》根据正史的户籍统计出的南北方人口增减情况，反映了

这种现象（见表4）。

表4　中国历代南北方户数对比情况表

朝代	北方户数	南方户数	南方所占比重（%）
汉（元始二年，公元2年）	965万	111万	10.3
唐（天宇六年，742年）	493万	257万	34.3
宋（元丰三年，1080年）	459万	830万	64.3
明（隆庆元年，1572年）	344万	650万	65.3

以上这种情况，导致了南方人口的相对集中，尤其是明、清两代的江浙两省。明万历六年（1578年）官书统计南方的直隶（江苏、安徽）独占 2069067 户，再加上浙江的 1542408 户，便超过了整个北方的户数 3422256 户。像南直隶的苏州府、松江府、常州府三府合计 1073574 户，超过了中原洛阳所在的河南、长安所在的陕西两省的户数。人口的集中，尤其是不断增多的人口密集的城市为南方的疫病流行提供了有利条件。

（3）历代疫病流行的地理分布状况

综合以上两方面因素，南方的气候地理条件比北方更利于疫病的流行。下面是根据现存文献记载的疫病流行资料绘制的历代南北地区疫病流行频数比较图（见图2）。

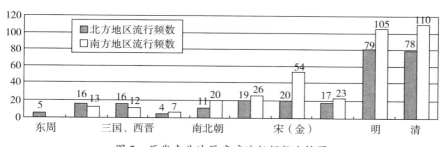

图2　历代南北地区疫病流行频数比较图

由上图可以看到，早期由于南方地区的开化程度低，尚处于地广人稀的状态，缺乏疫病流行所需的人口集中及疫源传播的条件，仍不易形成疫病流行。同时，南方早期的落后使其在史书记载方面也可能会有疏漏。所以在西晋之前，疫病流行的记载以北方居多。而随着南方经济的发展，城市化建设的发展，人口的增多，其有利于疫病流行的地理环境便逐渐地显示出来。自东晋（永嘉南渡之后）时期始，疫病流行的多发区向南移，南方疫病流行的记载次数明显增加，尤其是气候温润、土地肥沃、水网密布、交通便利、人口最为集中的江浙两省，更是疫病流行的高峰地带。根据文献记载，明清时期疫病流行资料选择南、北方各频数最高的六省，所总结绘制的 12 省疫病流行频数比较图颇能反映这种现象（见图 3）。

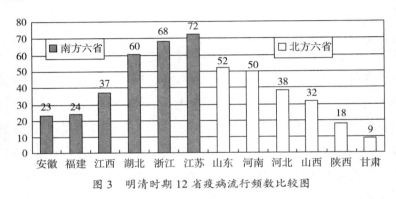

图 3　明清时期 12 省疫病流行频数比较图

（4）分析与述评

首先，南方的气候温暖潮湿，无霜期长，河流冬季不结冰，有利于各种微生物及动、植物的生长，多种病原菌、中间宿主、媒介生物在南方都有良好的生长环境，繁殖快，分布广。由于古代缺乏有效的防御措施，便容易造成疫病的流行。在隋代医著《诸病源候论》中，古代医家提出过这方面的见解："南地暖，故太阴之时，草木不黄落，伏蛰不闭藏，杂毒因暖而生。"而北方的气候则比较干燥寒冷，无霜期短，河流冬季封冻，微小生物的生长条件不如南方，这是北方疫病流行相对少于南方的第一个原因。

其次，由于城市化建设和人口增长，带来了南方地区人口集中，居住拥挤，而又缺少相应的卫生设施，污水、垃圾、粪便处理不当，成为病原菌的滋生地。加上南方多雨而潮湿，道路泥泞，积水停留，造成城市环境卫生的恶劣。人口集中在恶劣的卫生环境中，更容易造成疫病的流行。如清代温病学家王孟英在《霍乱论》中所述上海的情况："人烟繁萃，地气愈热，室庐稠密，秽气愈盛，附郭之河，藏垢纳污，水皆恶浊不堪。今夏余避地来游，适霍乱、臭毒、番痧诸证盛行。而'臭毒'二字，切中此地病因。"其实，这也反映了当时南方许多其他城市的情况。在这种环境中，一旦疫病流行是很难控制的。虽然北方的卫生条件不一定比南方优越，但是人口相对稀少，城市也不如南方密集，土地干燥，极少河沟及积水，这是北方疫病流行相对少于南方的第二个原因。

第三，南方河流纵横，湖泊星布，有极好的天然水源条件，这也促使古代南方人较少饮用井水。许多地区，尤其是乡村用水的习惯不良，常在一条河中，甚至一眼池中饮水、淘米、洗菜、涤衣乃至洗刷便桶，造成饮用水的污染，一些城市中的水井也常常受到路面积水及阴沟污水的污染。因而一旦有疫病发生，特别是消化道的传染病，极易形成大流行。如《元史·杨景行传》中说："会昌民素不知井饮，汲于河流，故多疾疠。"像这样的情况，远不限于会昌而已，江浙一带也十分常见。而北方地区由于干旱缺水，不得不掘深井为饮，反而保证了水源不易受污染，一定程度上控制了疫病的流行。

3. 中外流通因素

古代的中外流通包括政治、军事、文化、财贸等多个方面，历史是十分悠久的。下面分两个方面来讨论。

（1）国内交通的发展对疫病流行的影响

在中国古代 2500 多年的封建社会中，由于交通工具的改进始终没有大的突破，交通的发展是比较缓慢的。在动力问题一直没有得到很好解决的中国古代，车的装载量、运输速度等都非常有限，而船则可以凭借水的浮力、流速、风力等作用，在装载量、运输速度、安全性等方面都相对优越，故水、陆两方面的交通发展并不平衡。加上各地的地形、物产及经济发展的不平衡，交通发展的可能程度与对交通发展要求的迫切程度不一致，带来了国内各地区的交通发展不平衡，濒临航运水道地区的交通远较其他地区发达。自隋代大运河成功开凿并用于大规模运输，这种情况便更为明显。从隋唐至北宋，大运河一直为北方仰食东南的一大通路，其重要性日益增加。如《宋史·河渠志》说："国家于漕事，至急至重。然则汴河乃建国之本，非可与区区沟洫水利同言也。"在这一时期，长江中下游流域及运河流域的交通相当发达。至元、明、清三代，运河及长江中下游等在运输上仍占重要地位，但已不能满足运输日益增长的需要，使此时交通呈现出另一特色，即海运的发展，海港城市交通的发达。

交通的发展对疫病流行来说具有推进作用。主要是由于在防疫措施很不健全的情况下，交通的发展有可能促进疫病的传播，古代的有识之士对这个问题有过不少论述。如《宋史·苏轼传》中记载苏轼论杭州的疫病流行时说："杭，水陆之会，疫死比他处常多。"清代王孟英在《霍乱论》中也针对上海的疫病流行原因指出："上海特海陬一邑耳。二十年来，屡遭兵燹。乃沧海渐变桑田，外国之经营日广，苏省又以为会垣，而江浙之幸免于难者率迁于此，各省商舶麇集，帆樯林立，踵接肩摩，居然一大都会矣。"地处江浙两省的交通都会——杭州与上海，确是疫病流行的高峰地带，其地交通的发达不能不是一个重要原因。

清代医著《疫证集说·王序》中的论述更为明了："在昔闭关时代，乡邑患疫不至及都会，此省疫作未必窜入他省。近则道路交通，凡舟车所至之地皆为疫疠可到之地。"根据我国古代疫病流行情况的文献记载来看，古代早期疫病流行的地区往往比较局限，从唐代之后，逐渐出现同年多处流行的记载。至于明清时期，同年内多地出现疫病流行的情况已十分普遍，有时流行可横跨数省、数十个县地。例如，1820—1822年在我国持续了3年之久的霍乱大流行，横行了大江南北，几乎遍及整个中国。根据流行资料绘制的历代疫病流行每次超过5地（或3省）的频数图及占总频数的百分比图，颇能反映出交通的发展对疫病流行的影响（见图4、图5）。

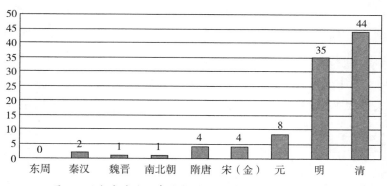

图4　历代疫病流行每次超过五地（或三省）的频数图

（2）中外交流因素对疫病流行的影响

中国古代有着悠久的对外交流的历史。自秦汉时期中国的域外交流就有着明确的记载，当时已有东夷、西域及南海三个方面的对外交流。自此以降，各代的对外交流虽有盛衰之变及侧重不同，但几乎不曾中断过。直到清代乾隆时期，清廷重申海禁，中外交通曾一度梗塞，但不久逐又通商。在1840年以前，中国在经济及文化上已经遇到了西方资本主义的冲击，在边界上也不时有外国的侵扰，但帝国主义直接用武力大举侵略中国的历史尚未开始。

同样是在防疫措施不健全的情况下，古代的中外交流也影响着我国的疫病流行。从古代疫病流行的资料看，主要表现在从海外输入新的病种或带来新的流行。为了论述的方便，下面以霍乱为例来说明这个问题。

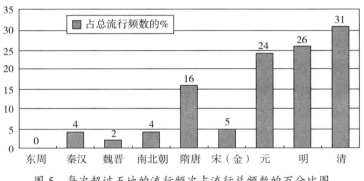

图5　每次超过五地的流行频次占流行总频数的百分比图

"霍乱"这一病名在我国医学著作中出现很早，在《黄帝内经》中即有其名。然而，在西医学著作的翻译者借用中医这一病名之前，中医学著作中所说的霍乱一病，却不是指由霍乱弧菌引起的真霍乱，而只是指急性的腹痛吐泻之证。余云岫在《流行性霍乱与中国旧医学》一文中所提出的"弓形菌霍乱即与旧有霍乱有别"的观点是很有说服力的，也代表当时一大批知名医家学者，如伍连德、王吉民等人的观点。至于真霍乱是哪一年在我国首次发生的？归纳起来，有两种意见：其一是1817年，其二是1820年。根据流行资料看，1817年的霍乱流行区域不广，仅限于中印边境地区。而1820年及其后的流行，却是一次规模巨大、流行时间延绵、病死率极高的大流行。因此，有些学者忽略了第一次——

中篇　疫病史鉴

1817 年的发生是情有可原的。关于中国真霍乱的来源，虽然国内外学术界的看法尚不完全统一，但大多数资料的观点是较为一致的，尤其是国内学者大多认为是由印度输入的。伍连德指出："中国霍乱首次流行系在1817 年时，适印度孟加拉州南部霍乱流行猖獗之际，疫氛循陆蔓延，直侵中国西南部。"也有一些国外学者以此为然，如日人井村哮全认为：霍乱（Cholera）"在中国的第一次流行……大体可认为是受着 1817 年在印度发生的系统的。"

从流行资料看，霍乱不仅作为一种从国外输入的新的疾病，而且自1817 年首次发生之后到 1840 年之间有 3 次暴发流行，一直都是由国外输入的。据伍连德《中国霍乱流行史略及其古代疗法概况》记载："自 1820年英国用兵缅甸，一旦霍乱流行，直由海道经缅甸达广州，波及温州及宁波两处，以宁波为剧。次年，真性霍乱遂流行于中国境内，由宁波向各埠蔓延，直抵北平、直隶、山东等省。1826 年复由印度传入中国。又自一八四零年籍由印度调入英印联军，遂造成第三次之霍乱流行。"张礼纲《我国霍乱流行史略》提出与伍氏完全一致的观点。

当然，霍乱只是作为一个记载比较充分、各方面意见又较为一致的典型例子而已。中外交流对疫病流行的影响并不限于这一病种，如天花，在《外台秘要》中就有"永徽四年，此疮从西域东流于海内"的记载。又如鼠疫，据李涛《金元时代的医学》一文中说："14 世纪中叶，鼠疫流行于世界，1348 年遍及欧、亚、非三洲。到了 1352 年便波及俄罗斯，同年中国浙江龙兴一带也发生流行病。此后，连年中国各地均有疫病发生。"至于其他的传染病，如梅毒等，也有人提出是由国外输入的。

（3）分析与述评

首先，远距离的流动促进了病原体的传播，这个作用是显而易见的，从疫源地发出或经过的商队、商船、军队及其他各类人员等可将疫病带往目的地及沿途各地。像霍乱 1820 年在我国的大流行就是由缅甸与曼谷经海道输入我国各海港城市，如广州、宁波、温州、上海等地，继而波及长江流域及沿大运河北上而行，与中外交通有着极为密切的关系。当时的医家也看到了这一点，如王楚堂《痧症全书》就明确指出："此症始自广东，今岁福建、台湾患者尤甚。或云自舶赶风来，此言未尽无稽。"

其次，由于交通日益发展，各种车船往来频繁，但于海关、河口、交通要道却缺乏相应的、有效的检疫、防疫措施。尤其是海关防疫机关的缺乏，对海外疫源的流入无疑开了方便之门。据伍连德、王吉民《中国医史》所述，中国宁波、上海等口岸城市的海关防疫站直至19世纪末方才建立。从流行资料看，在中外交通日益发展的同时，缺乏有效的防疫措施与之并驾齐驱，就可能导致疫病流行增多，明清时期疫病流行记载猛增，这是重要因素之一。

4. 其他因素

（1）灾荒

①灾荒对疫病流行的影响。灾荒对疫病流行的影响历来被人们所重视。在中国古代，水、旱、风、蝗、地震、海啸等等各种自然灾害造成的饥荒，往往均可增加疫病流行的机会，因而，继之于灾荒之后的疫病流行是屡见不鲜的，从正史到方志及医学著作都有许多这方面的记载。如《元史·武宗纪》说："江浙饥荒之余，疫疠大作，死者相藉。"《无锡金匮县志》说："康熙二十年（1681年）旱涝之后，疫疠大作，民间尽室闭门，相枕而死，村落为空。"清代李炳《辨疫琐言》中说："语云：大荒之后，必有大灾，验之信然。乾隆二十一年（1756年）荒，二十二年疫；五十年（1785年）荒，五十一年疫。"像这样的例子很多。根据文献所载疫病流行资料统计，历代发生于灾荒之后的疫病流行频数及占总频数百分比情况如下表。

表 5　历代发生于灾荒之后的疫病流行情况表

朝代	东周	秦汉	魏晋	南北朝	隋唐	宋	元	明	清	总计
当代流行总频次	5	45	47	28	50	73	33	134	141	557
灾荒后流行频次		12	13	6	15	13	20	30	19	129
灾后流行占总频数的百分比（%）		26	28	21	32	18	61	22	13	23

中篇　疫病史鉴

由于《清史稿》中各类灾害的记载有明确的分类，相互之间的关系不易分辨，此表只能根据有明确先后关系者统计，故实际上灾荒后的疫病流行尚应高于此表的统计数，这一点对照地方志能得到证实。即使根据该表反映的情况看，发生于灾荒后的疫病流行竟也占了疫病流行总频数的23%。正因为这种情况的存在，以致在许多古籍中直接用"饥疫""荒疫""旱疫"……这样的名称来记载这类疫病的流行。如《明史·神宗纪》记载：万历十六年（1588年）春，"山西、陕西、河南及南畿、浙江并大饥疫。"《清史稿·朱休度传》记载：乾隆十八年（1753年），"值大荒疫，流亡过半"。《文献通考·物异》记载："政和三年（1113年），江东旱疫。"

②灾荒对疫病流行之影响作用的分析。清代《温疫论·林起龙论疫》中有这样一段描述："若天地疫气，则不论富贵贫贱、老幼男女、强弱虚实，沿门阖户，传染相同，人无得免者。此乃大兵之后有之，而饥馑之年尤甚。流离满野，道殣相望。千百一塚，埋藏不深，掩盖不厚。时到春和，随地气上升，混入苍天清净之气，而天地生物之气变为杀物之气。"这段话是我国古代医家关于灾荒对疫病流行的影响很有代表性的见解。具体地说，由于在中国古代社会生产发展水平有限，兼以黑暗的封建统治，人民的生活十分困苦，抗灾能力较为低下。一旦遭遇灾荒易造成饥饿与寒冷，灾民们起码的生存条件遭到破坏，人民的营养状况极度低下，易感性增高。且灾荒之余，人们为了求生存，只得离乡背井，四出逃荒，而逃荒造成了大量的人口流动，又加重了疫病的传播。如《文献通考·物异》中说："（明道）二年（1033年），南方大旱，种饷皆绝，人多流亡，因饥成疫者十二三。"

同时，由于水、风、地震等灾害均能摧毁村落城市，造成混乱、肮脏的环境，加上冻馁而死及因冻饿而得病死亡的人数众多，人们没有精力与能力去妥善处理这些尸体，或潦草浅埋，甚至暴露在原野及道路上。像"道殣相望""饿殍载道"及类似形容灾情的词语在古籍中是极其常见的。这些尸体的腐败也污染环境，成为微生物的良好滋生地，形成了有利于疫病流行的环境。如徐大椿《洄溪医案》中说："雍正十年（1732年），昆山大疫。因上年海啸，近海流民数万皆死于昆，埋之于城下。至夏暑蒸尸气，触之成病，死者数万人。"反映的正是这样的情况。

此外，还应指出，古籍中所记载的灾荒之后的"饥疫""荒疫"等，有可能包括了部分饥饿死亡及因饥不择食而中毒死亡在内。

（2）民间习俗

民间习俗包罗万象，内容复杂。有的可能对疫病流行有限制、抑止作用，有的则可能对疫病的流行有促进、助长作用。本节主要对后者中较为显见与普遍的问题进行讨论，而前者则将在下一节中讨论。

①侍亲尝便、问疾送葬及求神逐鬼活动使疫病流行中缺乏必要的隔离措施。限于古代医学发展的水平较低，而当时的封建统治者又不顾人民的死活，在疫病流行中很少有什么得力的措施，人们对于疫病的传染性缺乏足够的认识。同时，又由于封建伦理道德的影响，导致对疫病患者及疫病死亡者很少采取相应的隔离措施，有时反而由于侍疾、问病、送葬等增加了接触的机会。例如尝便验疾，应该说是一种恶习，历代却被当作忠孝之道来颂扬，甚至被载入史册，千秋传颂。如《梁书·庾黔娄传》记载："（父）易泄痢，黔娄辄取尝之。"由于带有大量病原体的排泄物直接入口，对疫病的传播作用是不言而喻的。至于求神逐鬼，设宴请客，则更是大大增加了疫病的传播面。清代医家熊立品在《瘟疫传证汇编》中曾十分尖锐地指出："病者在床，侍者在侧，父母顾门，妻小扶持，饲水奉汤，浣衣涤垢。日复一日，秽气熏蒸，此难保其病气之不相染者一也。""一人患病，旁议纷纭，或说鬼称神，求符请咒，延巫数辈，摆设铺张，通宵达旦，锣鼓喧闹，灯火辉煌。病家既忧戚不遑，神疲力倦，旁人唯荤酒是恋，伤食胃寒。每见连夜禳求，劳神伤食后而次日家人邻戚辄致病起，此难保病人之病不致渐相传染者又其一也。"因而，他认为疫病"其所以阖境延门，无论大小强弱而病如一般者，皆因其不识向避，不能出以小心之故也"。应该说，这句话点出了疫病流行的关键所在。"向避"者，言隔离而已。只是当时医家尚认识不到，隔离仅有个人行为是不够的，必须由政府来组织与领导。

②水葬、浅埋、弃尸荒野等不正确的尸体处理方法造成了传染源的

扩散、传染期的延长，促进了疫病的传播。在中国古代，一方面是由于封建统治下人民生活困苦，经济能力有限；另一方面也由于认识水平有限，人们对疫病的流行缺乏认识。在疫病横行之时，对尸体往往不能妥善处理。尤其是贫病去世者，成人常以芦席裹尸浅埋，孩童则弃尸于义冢荒野，甚至毫无遮掩，使大量的病原菌不能有效及时得到消灭而造成扩散传播。古代就有不少医家指出过此类问题，如清代医家王清任《医林改错》中说："至嘉庆二年（1797年）丁巳，余年三十，四月初旬，游于滦州之稻地镇。其时彼处小儿正染瘟疹痢症，十死八九。无力之家，多半用代席裹埋。代席者，代棺之席也。彼处乡风，更不深埋，意在犬食，利于下胎不死。故各义冢中，破腹露脏之儿，日有百余。"周扬俊《温热暑疫全书》中说："因骸骼掩埋不厚，遂使大陵间积尸之气，随天地之升降者飘泊远近。"杨栗山《寒温条辨》中说："以饿殍在野，骸骼之掩埋不厚，甚有死尸连床，魄汗之淋漓自充，遂使一切不正之气升降流行于上下之间。"如此种种，不一一枚举。也许他们所用的词语比较古朴，但毫无疑问，他们已共同认识到尸体处理不当，能增加疫病的传播机会。另外，水葬则是一种更为不妥的疫死者尸体处理方法，如《湖州府志》说："绍定元年（1228年）春大疫，比屋相枕藉，安吉尤甚，户减十五六。烹鱼者率从腹中得人指发。"《宝山县志》说："正德五年（1510年）庚午四月疫，横尸镇河，不可以舟。"像这样将疫死者尸体置于河水之中，顺水流淌，造成河水的污染，并将疫源带往沿河流域各地区。加之南方许多地区人民有饮用河水的习惯，这就更加助长了疫病的传播，酿成更大的悲剧。

（3）防疫措施的采用

诚如上述，在中国古代疫病流行对人民的健康与生命摧残极大。勤劳勇敢而富有创新精神的中国人民，不甘于疫病的肆虐，与之进行了不屈不挠的斗争。他们在痛苦与黑暗中艰难地摸索，顽强地寻求遏制疫病流行的办法，写下了悠久而多彩的预防思想史章，这也是影响疫病流行不可忽略的因素之一。

①艰难的摸索。早在公元前6世纪，据《左传》记载，人们便懂得了"逐猲狗"的必要。公元前4—5世纪《山海经》中也就有着明确与

防疫相关的记载，如"其中多鳛鱼……食之无疫疾""有鸟焉……名曰青耕，可以御疫"，等等，体现出中国人民在防疫方面的积极探索与尝试。而公元 3 世纪，葛洪《肘后备急方》中"疗狂犬咬人方，仍杀所咬犬，取脑傅之"的经验，则已开始在免疫技术方面闪耀出人类智慧的光芒。到了唐代，《备急千金要方》记载了中国著名医家孙思邈做过一些用脓汁、血清接种以防治疣、疵的尝试。明代伟大的医药学家李时珍的划时代巨著《本草纲目》引用了明初（11 世纪）谈伦的"谈野翁方"用白水牛虱预防天花，则反映了近乎牛痘接种的预防法。至于民间许多焚香辟秽、清扫逐秽、饮水消毒的防疫习惯，则具有更为久远的历史与更为普遍的应用。

虽然以上措施都比较原始，有些方法的学术价值也很难得到确切的论证，对疫病流行的影响作用很难用明确的标准来进行评价。然而，这却是中国人"以毒攻毒"思想的反映，是人类战胜疫病长途跋涉的起点。正是从这些闪光而迂回的足迹中，体现出中国人民与疫病作斗争的顽强精神与革新愿望，透露出在防止疫病流行方面人类将会有冲破迷茫的可能。

②积极防疫措施的出现。在疫病所属的各种疾病中，天花给人类带来的灾难之大是屈指可数的，曾经造成欧洲"半数以上人口脸上布满痘疮""墓园中挤满死尸"的悲凉景象。然而，也正是针对天花这样一个凶恶猖獗的病魔，在中国这块古老的文明土地上透露出人类真正能够征服疫病的曙光——出现了真正能够控制天花流行的人痘接种法。

关于人痘接种法出现的确切时间，历来有不同的意见。以古人之见，董玉山《牛痘新书》指出是唐朝开元年间（8 世纪）的事，朱纯嘏《痘诊新论》认为是在宋代真宗时期（11 世纪），俞茂鲲《痘科金镜赋集解》则又提出是始于明代隆庆年间（16 世纪）。以今人之见，李经纬先生认为："中国在 11 世纪初已发明应用人痘接种法以预防天花的意见基本上是可以成立的。"范行准先生则认为："中国之有种痘术，至 16 世纪才有正确的记载。"综合文献来看，11 世纪中国已发明了人痘接种法确有其可能性，但在全国范围内盛行起来，引起医家的普遍重视，也就是说真正发挥其预防天花的作用，还得在 16 世纪之后。由于人痘接种法的发明、改进与使

中篇 疫病史鉴

用，使天花的流行得到了有效的控制。因为疫病的种类很多，故在疫病流行曲线上反映不出这个问题，但是我们却可以从当时的各类文献记载中，找到足以说明这个问题的有力依据。

在人痘接种被普遍使用之前，天花的危害是十分严重的。如葛洪《肘后备急方》记载："永徽四年，此疮从西东流，遍于海中。"李楼《怪症奇方》记载："晋元帝时（317—322），比岁有疫病，天行豌豆，斑疮状如火烧疮，皆戴白浆。随决随生，不治，数日必死。"万全《痘疹世医心法》记载："嘉靖甲午（1534年）春，痘毒流行，病死者什八九。"其流行之广，病情之严重，死亡率之高都是触目惊心的。而在人痘接种预防法被普遍使用，尤其是经过从痘衣、痘浆到痘苗，从旱苗到水苗，从生苗到熟苗的几次改进之后，这种情景便大为改观了。如张璐《张氏医通》说：痘疹"为患种种，非可意料，自伏波迄今，天生天杀，莫可谁何。迩年有种痘之说，始自江右，达于燕齐，近则遍行南北……其盗机也，天下莫能知，而圣功生焉。"张琰《种痘新书》指出："遍历诸邦，经余种者不下八九千人，屈指记之，所莫救者不过二三十耳。若行于天时，安有如是之吉乎？"人痘接种法对于预防天花的积极作用，不仅为医家所推崇，即使在民间也有了充分的认识。《潮州府志》记载："顺治十四年（1657年）春正月痘疫时，民家延医种痘，择痘稀平安者取其痂贮之，临用以痂塞小儿鼻孔，吸其气发痘，此后无夭折者。"甚至连统治者也不能不注意到人痘接种法的预防效果，如清代康熙皇帝的《庭训格言》明示："国初人多畏出痘，至朕得种痘方，诸子女，尔等子女皆以种痘得无恙。今边外四十九旗及喀尔喀诸藩俱命种痘，凡所种皆得善愈。"

人痘接种法发明后，从中国传到了国外，如土耳其、俄罗斯、英国……使人类第一次有效地用预防的方法减少一种疫病的流行。18世纪末，英国乡村医生爱德华·琴纳（Edward Jenner）在原先为人做人痘接种的启发下，发明了牛痘接种预防法，进而由于牛痘接种法在全世界的推广、传播，使天花的流行完全得以控制。世界卫生组织于1979年10月26日在肯尼亚的内罗毕宣布全球消灭天花，这是人类与传染病斗争史上最振奋人心又最发人深省的一页。

（三）讨论

1.影响古代疫病流行各主要因素间的相互关系

影响疫病流行的因素是十分复杂的，更为复杂的是这些因素之间的关系总是处在错综作用之中。为了讨论的方便，文章中将它们分为社会政治、地理环境、中外流通及其他因素等4个方面。事实上，没有任何一个时期只是单方面的因素在起作用，它们总是交织在一起，既互相影响，又共同影响着疫病的流行。

（1）昏政、战乱与灾荒

二者均可能增加疫病流行的机会，而此二者之间又可能互相影响。一方面，昏政、战乱往往能促成灾荒，或加重灾情。如《魏书·韩麒麟传》说："顷年山东遭水，而民有饥馁，终今秋，京都遇旱，谷价踊贵……皆由有司不为明制，长吏不恤基本。自承平日久，丰穰积年，竞相矜夸，遂成侈俗。车服第宅，奢僭无限；丧葬婚聚，为费实多。富贵之家，童妾袨服；工商之族，玉食锦衣。农夫餔糟糠，蚕妇乏短褐。故令耕者日少，田有荒芜。谷帛馨于府库，宝贷盈于市里，衣食匮于室，丽服溢于路。饥寒之本，实在于斯。"又如《魏书·太武帝本纪》说："频年屡征，有事西北运输之役。百姓勤劳，废失农业，遭罹水旱。"有甚者，战争可以直接制造灾荒。如邓云特《中国救荒史》指出："当战争之际，往往有人工毁坏各种防灾设备，以致酿成奇祸者，其中尤以决河攻敌之事，最足为代表……如南宋端平元年（1234年）暴古决寸金淀及明崇祯十五年（1642年）贼决朱家寨堤，皆其例也。"另一方面，灾荒的扩大与深入则往往能逼发战争或助长战火的蔓延。如北宋初期，年王小波、李顺起义就是暴发于993年前后，四川连年遭受旱灾，"物价踊贵，两川大饥，赤地千里，饿殍遍野"的情况下。因而，在有的时期，此二种因素常交织在一起，共同对疫病流行产生影响。例如，晋朝永嘉时期（307—322），战乱与蝗旱之灾共同促使了连年的疫病流行；唐朝睿宗垂拱初年（685年），水旱与兵变之灾共同导致疫疾流行，可见昏政、战争与灾荒的关系是相当密切的。

（2）政治、军事与地理环境

地理环境受着政治、军事作用的影响。迫使中国古代经济、文化中心由北往南转移的原因除了南方水热条件的引力之外，另一个重要原因就北方少数民族在政治、军事上的压力。中国古代促使地理环境发生变化的每次经济重心及人口的大规模南迁，都继发在政治波澜的迫使之下。如"永嘉之乱"以后的"南渡"，据《晋书·王导传》曰："洛阳倾覆，中州士女避乱江左者十六七。""安史之乱"之后的南迁，据《全唐文·故太子少保赠尚书左仆射京兆府君神道碑》说："天宝（742—755 年）以后，中原释耒，辇越而衣，漕吴而食。"至于"靖康之难"以后的宋室南移，则使政治、经济、文化中心的南移更为彻底，形成了国家根本仰食东南的局面。

从文献记载的疫病流行资料看，古代疫病流行南北地理分布状况反映了在永嘉之后南方地区的疫病流行记载频数便超过北方地区，东晋时期南方地区疫病流行频次与北方地区疫病流行频次之比为 7∶4。靖康之后，南方地区的疫病流行记载频次则几乎倍于北方地区疫病流行的记载频次。两宋时期二者之比为 54∶20，其中南宋时期二者之比是 40∶8，可见这种影响作用也是不可忽略的。

（3）交通发展与城市化建设

交通的发展对城市化建设的影响是极大的。历代大都会的形成，常有强烈的交通因素在内。特别是隋唐开凿使用大运河以来，沿运河流域、长江中下游流域等航道上出现的大城市对地理环境的影响是很大的。如位于黄河、运河连接处的开封，虽然是北宋之都，因其处于运河至长安的必经路上，在唐时已是十分昌盛。又如位于长江、运河连接处的扬州，以及元、明、清代滨海的泉州、宁波、广州等城市，均因其交通位置之重要而成为繁华城市，交通的发达是促使其城市昌盛的重要原因之一，从图 3 可以看到正处于长江中下游的及运河流域的江苏、浙江、湖北三省是明、清两代疫病流行频数最高的省份。

总之，影响疫病流行的各种因素相互之间绝不是孤立的，它们之间的相互影响无时不在。在文中没有提及的其他因素也同样如此，如民间习俗的形成极大地受着社会政治风尚、文化水平的影响，防疫措施的发展受着国家卫生政策及当时文化与医学水平的影响，交通的发展状况与国家政治经济状况密切相关，对外交流的盛衰又与国家的对外政策直接相关……这些都是在分析影响疫病流行因素时应该加以考虑的问题。

2. 各主要因素在影响疫病流行作用中的权重关系

总的来说，古代疫病流行之猖獗，主要就是由于当时社会环境之恶劣所致。在黑暗落后的封建统治下，人民生活极端困苦，健康水平十分低下。封建统治者又很少顾及人民的死活，通观中国古代史书记载的一些医事制度，很难查到全国性的卫生防疫政策的记载。兼以恶劣的卫生条件，有限的医学发展水平，构成了古代疫病流行之严重的主要原因。

19世纪10—20年代世界霍乱大流行，导致我国霍乱横行大江南北，并酿成惨剧。而20世纪60年代世界霍乱大流行曾于1961年与1963年两度进攻我国南大门，均未能在我国引起流行，这便是不同的社会条件决定着霍乱弧菌能否在黄色人种的中国人群中形成霍乱流行的生动例子。与社会因素相比，自然因素的权重要轻得多，并且常常是依附于社会因素而起作用，这也是显而易见的。多种自然因素导致的地方病在中华人民共和国成立后得到有效控制，便是毋庸赘言的事实。

纵观整个古代疫病流行资料，可以说中国古代的疫病流行频数从远到近具有上升趋势。在上升的总趋势中，又有两个低落期与三个高峰期（见图6）。

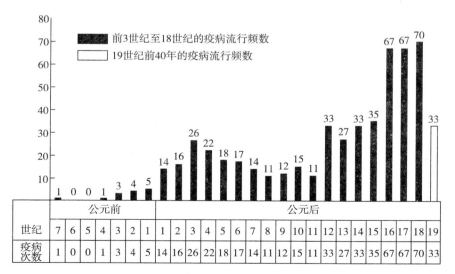

图6　各世纪（每100年）疫病流行频数比较图

中篇　疫病史鉴

第一个低落期是公元前的 7 个世纪，相当于我国东周至西汉时期。文献所载东周时期的疫病流行频次低落固然主要与社会发展水平低下，人口稀少及军阀割据，车不同轨，交通状况很差有着密切关系，而记载上的缺漏也是一个重要原因。《春秋公羊传》中明确提出："外灾不书。"西汉时期是我国历史上政治、经济、交通的大一统时代，社会较东周有了明显的发展，人口也有了明显的增加。虽然与后期相比，此期的记载也存在一些疏漏，但正史的记载已经开始，因而，社会的统一，政局的相对安定，可能是此期疫病流行曲线低落的重要原因。第二个低落期为公元 7 世纪至公元 11 世纪，相当于唐代至北宋时期。其中公元 10 世纪，由于五代十国的战乱，疫病流行记载有所增多。唐代是我国历史上较为安定强盛的时代，从唐朝的医药政令看，当时已几乎在全国范围内建立了医药网，各地均有医药博士、助教、医学生，对疫病的流行，国家还采取一定相对积极的措施。如《旧唐书·文宗本纪》记载："其遭灾疫之家，一门尽没者，官给凶器。其余据其人口遭疫多少，与减税钱。疾疫未定处，官给医药。"唐代社会发展，内外交通也较发达，而此期疫病流行曲线低落的重要原因，是社会政治状况相对良好，时局相对安宁。北宋时期，从整个社会状况看来，并不能说是真正安定统一的时期，但较之军阀割据的混战年间，社会秩序显然要改进得多。而且，北宋政府对医药卫生比较重视，特别是对军队与灾区疫病的预防与治疗的重视。如规定太医局学生要为诸营将士治病，军队有疾病者按月上报人数，为边戍部队送医给药，赐以灾民处方与药，等等。因而，在北宋时期，疫病流行曲线也较为低落。

三个高峰期之第一是在公元 3 世纪至 6 世纪，尤其是公元 3 世纪。此期正是东汉末年及三国战乱时期，疫病流行的严重与时局动荡、战乱频繁是分不开。将此期与唐代做一比较，不难发现，疫病流行频数曲线的波动并不能单纯归结到时代远近所致的记载疏密。以此期看来，政治及战争因素对疫病流行的影响是很明显的。第二个高峰期是 12 世纪至 15 世纪，值南宋、元，及明代前期。这一高峰期按社会状况可分为两个阶段。前阶段南宋与金南北分裂，时有战争，政局不安宁，同时由于南北分裂，大运河的交通几乎处于一个瘫痪状态。而后阶段的元代与明代却都是比较统一的时期，战争因素显然不如前阶段那么明显，而财贸交通却日益发达，又与前阶段不同。然而，应该说这一时期疫病流行曲线上升的一个共同原因，便是由于南宋王朝偏安江南而促使南方地区之发达，人口增加，城市繁华，相应地，也导致南方地区流行病的蔓延。第三个高峰便是 16 世纪之后，相当于明代后期至清代。这个时期人口增加，城市发展，海内外交通都达到了中国古代的鼎盛时期，因而它们对疫病流行的影响作用也都达到了高峰。另外，大量涌现的记录当地实况的地方志，确实也是疫病流行记载猛增的原因之一。

总之，影响疫病流行的各种因素在综合作用下，可由于时期及社会状态的不同而有所不同。从历代记载看来，大致可由隋唐为界分两个阶段。前一阶段中，政治军事因素占有相当大的权重。后一阶段，由于交通的发展，地理环境的变迁，使其他因素的权重增加，而政治军事因素的作用相对减弱。至于灾荒及民间习俗对疫病流行的影响在各时期的权重应该是比较均等的。清代灾荒后发生疫病的频数比例较低，与此期史书记载上的分类明确，各种灾难之间的相互影响不易分辨有关。因而，这个较低比例，并不能说明清时期灾荒对疫病流行的影响作用之薄弱。

（张志斌）

二、中国古代防疫资鉴

人类在与疾病斗争的过程中积累了丰富经验。在东亚大地上，中华民族围绕流行病防治也谋划过许多对策。今天，当新冠病毒肺炎严重威胁人民生命之时，作为医史文献工作者，虽不能直接赴一线救护患者，但将中国古代防治流行病的经验和对策进行系统梳理，或许能对当前防治新冠病毒肺炎提供某些参考。

（一）两汉防疫启示

1. 西汉防治流行病对策

"疫"在古代可以说是"流行病"的总称，即凡沿门阖户相似的疾病都叫"疫"。秦及西汉前期（即公元前 2 世纪前后），见于记载的"疫"病流行没有几次。而到西汉后期（即公元前 1 世纪及公元后）"疫"病流行明显增加。从后元元年（公元前 88 年）到元始二年（公元 2 年）的 90 年间，至少发生 13 次，比较大的流行有 5 次。西汉政府面对"疫"病流行也采取了一定对策。概括起来主要有三点：一是免除租赋：如元康二年（公元前 64 年）宣帝诏："今天下颇被疾疫之灾，朕甚愍之。其令郡国被灾甚者，毋出今年租赋。"二是大官损膳减乐：初元元年（公元前 48 年）元帝诏："六月以民疾疫，令大官损膳减乐。"三是设立临时时疫医院：元始二年（公元 2 年）郡国大旱蝗。平帝诏："民疾疫者，空舍邸第，为置医药。"这也是我国最早见于记载的公立临时时疫医院。由于西汉政府采取了这些措施，所以使流行病得到一定程度的控制，人民也或多或少减轻了灾难。

王莽新朝期间也发生过流行病，较大的一次是地皇三年（公元 22 年），反王莽的绿林军中"大疾疫，死者且半"。时因战乱，军中无所对策。地方上流行病也甚是猖獗，危害甚重。

2. 东汉防治流行病对策

东汉是我国历史上流行病较为猖獗的一个时期。东汉历经 196 年（25—220 年），此期间发生的流行病见于记载的就达 22 次。现按中国纪年和公历纪年列出流行病发生年代，见表 6。

表中所列 22 次流行病都见于正史记载或经笔者考证列出，表中所列年代是各次流行病发生的初始年代。一般来讲，流行病发生在某年，也结束在某年。但也有持续时间较长的，如表中所列延光四年（125 年）冬发生的流行病持续到第二年（即永建元年，126 年）才结束。像这样跨年度的流行病，在表中只列了起始年，并按流行一次计算，但政府对流行病采取的措施则包括两年的全部措施。这 22 次流行病的危害是十分严重的，如建安二十二年（217 年）疫病流行造成的危害，曹植《说疫气》云："家家有僵尸之痛，室室有号泣之哀。或阖门而殪，或覆族而丧。"以致人民恐惧，朝廷焦心。

表6　东汉流行病发生年代表

谥号	中国纪年	公历	谥号	中国纪年	公历	谥号	中国纪年	公历
光武帝（刘秀）	建武十三年	37		永初四年	110			
	建武十四年	38		元初六年	119		建宁四年	171
	建武二十年	44	安帝（刘祜）	延光四年	125		熹平二年	173
	建武二十二年	46				灵帝（刘宏）	光和二年	179
	建武二十五年	49					光和五年	182
	建武二十六年	50					中平二年	185
			桓帝（刘志）	元嘉元年	161			
和帝（刘肇）	永元四年	92						
				延熹四年	161	献帝（刘协）	建安十三年	208
				延熹五年	162		建安二十二年	217
				延熹九年	166		建安二十四年	219

东汉政府对疫病流行也采取了一定对策，概括起来有以下四个方面：一是巡行视病，赐致医药，"建武十四年，会稽大疫，死者万数，意独身自隐亲，经给医药，所部多蒙全济。"这是东汉期间流行病发生时地方政府致人民医药的开端，且是官员钟离意组织实施的。以后在永元四年、元初六年、元嘉元年、建宁四年、熹平二年、光和二年等6次疫病流行时由中央政府派中谒者或使者等巡视疫疠流行情况并致医药，在一定程度上和一定范围内控制了流行病的蔓延，但对于偌大的流行病来说只是杯水车薪，无济于事。二是设立临时隔离病院。延熹五年（162年）皇甫规征陇右时"军中大疫，死者十三四。规亲入庵庐，巡视将士，三军感悦"。庵庐即是临时安置流行病患者的地方，一般认为这是军队中设立隔离病院之始。三是减免田租。延光四年（125年）"冬，京都大疫"。此疫一直持续到第二年。永建元年（126年）甲辰诏："以疫疠水潦，令人半输今年田租，伤害什四以上，勿收责；不满者，以实除之。"四是开仓放粮，赐致棺木。永元四年（92年）"时有疾疫，褒巡行病徒，为致医药，经理包馈粥，多蒙济活。"元初六年（119年）"夏四月，会稽大疫，遣光

禄大夫将太医循行疾病，赐棺木，除田租、口赋"。延熹五年（162年）度尚"遇时疾疫，谷贵人饥，尚开仓廪给，营救饥者，百姓蒙其济"。上述措施多是东汉中期安帝刘祜、顺帝刘保、桓帝刘志、灵帝刘宏执政时诏令施行的，另一些则是地方和军队官吏钟离意、皇甫规、曹褒、度尚等所为。尽管这些皇帝和地方官、军队官制定的政策或采取的措施是有限的，但在古代封建社会中能诞生这些政策措施也是应该充分赞扬的。尤其应指出的是灵帝刘宏，他执政期间发生过5次大的流行病（见表5），其中3次（171、173、179年）都派中谒者等巡视病情，赐致医药。在防治流行病、关心人民疾苦方面，东汉皇帝中以刘宏为最。与此相反，东汉初光武帝刘秀执政时发生过6次流行病，东汉末献帝刘协执政时也发生过3次大疫，但这两位皇帝没有发布任何防疫诏令，造成人民生命的巨大损失，尤其是献帝建安以来3次大疫危害更甚。究其原因，笔者认为：光武时期，国家大乱初定，百废待兴，政府无力顾及防疫之事；献帝时，汉室衰微，皇帝成为傀儡，权臣、诸侯互相争夺，皇帝生命尚自顾不暇，自然不可能顾及人民安危。综上所述，政策因素与流行病防治有密切关系；政治稳定，政策措施得力，流行病就能得到相应控制；政治离乱，无所对策，流行病则会滋长蔓延。

（二）魏晋南北朝防疫经验

魏晋南北朝是一个政治离乱时期，频繁的王朝更迭导致了这一时期各方面政策的急剧变化。然而，这些走马灯似的统治者们都有其各自的统治特点，比如对医药的喜恶等倾向性不同，从而就有不同的医药政策。如果我们孤立地观察评论本期某一朝代医药政策时，有些方面尚难得出结论。但若从总体上观察评论这一大段医药政策时，我们便会看到：本时期各王朝统治者在医药政策方面有一些共性的特点。

笔者从《三国志》《晋书》等10部史书及《通典》《通志》《文献通考》中查得魏晋南北朝医事诏令及政策共44条，其中35条是皇帝或政府恩赐医药于人民或其所属将相的。为了弄清其遣医赐药背景，尤其是为了搞清本期传染病流行情况及政府采取的对策，本书对这一时期传染病发生次数做了统计，并对医药诏令进行分类记次制成表7。

从表6可知：魏晋南北朝共经历 361 年，而有记载的流行病就发生过至少 74 次，平均不满 5 年 1 次。魏晋刘宋是高峰，总共达 48 次。疫病流行，人民死亡惨重。一次死亡 10 余万人的疫疾，晋代就有两次。更有甚者，如北魏显祖皇兴二年（468 年）"十月豫州疫，民死十四五万"。这一时期人口锐减，除战争因素外，传染病流行不能不说是一个十分重要的原因。面对这样猖獗的流行病，政府的对策是什么呢？我们通过表 7 可看出：除刘宋政府外，其余政府基本上没采取措施。其原因何在？笔者认为有两点：一是这一时期经济不发达，缺医少药，国家政府还没有防治传染病的能力；二是人民在统治者心目中没有地位，换句话说是政府对人民疾苦不够关心。当然这里也可能存在历史记载不详或查阅资料不全等因素，但就现有数字看，归结为以上两原因应是不过分的。

表 7　魏晋南北朝皇帝、政府遣医赐药情况表

朝代		赐人民			赐统治者（王、侯、将、相）
		流行病时期		平常赐药	
		流行次数	赐药次数		
魏		9	2		1
晋		26			7
南朝	宋	13	5		4
	齐			1	
	梁	10			1
	陈	2			
北朝	北魏	12		7	7
	北齐				
	北周	1			
合计		74	7	7	20

面对传染病流行，封建政府的态度是漠不关心，至少不够积极，因此，皇帝、政府在平时对人民恩赐更是寥寥无几。但从表 7 可看到：皇

中篇　疫病史鉴

帝、政府对其政府官员恩赐医药次数大大超过了对人民的恩赐数。除北魏政府外，其余政府在平时对人民也基本上没有恩赐。这个事实说明：在封建社会中如果能够说政府由于经济不佳，无力恩赐人民医药的话，那么说政府有能力时，也是先宫廷，后部属，劳动人民排最后这样更合适些。

（三）隋唐五代防疫措施

隋代江南瘴疠一直严重威胁着人民生命安全，"自岭以南二十余郡，大率土地下湿，皆多瘴疠，人尤夭折"。由于隋代统治者其精力集中在扩大疆域等问题上，而对区域性流行病的控制预防都无暇顾及，甚至可以说根本没认识到危害及后果。这一时期在全国范围内，各地方和军队的防疫设施及措施都比较薄弱，可以说几乎没什么对策，因而隋代比较大的两次军事行动，都因疾疫流行而告失败。第一次是在文帝开皇十八年（598年）"世积与汉王并为行军元帅，水陆三十万伐高丽，至柳城遇疾疫而还""九月己丑，汉王谅师遇疾疫而旋，死者十八九"。汉王谅尽管"率众至辽水"相距高丽不远，背靠本土，食粮充足，本应克敌制胜，但流行病捆住了他的手脚，大军不战而自溃，这实在是一件遗憾的事情。对于这样的失败，隋朝统治者本应很好地吸取教训，至少应在军队中采取控制流行病的措施，但其没有引以为戒。隋炀帝即位后，欲征高丽，大业七年（611年），大兵欲会平壤。"是岁，山东、河南大水……重以辽东覆败，死者数十万。因属疫疾，山东尤甚。"这次失败之原因，一是大水，二是疫疾。隋统治者对于其统治工具的军队防疫尚且如此，地方人民群众的防疫工作则便可想而知了。

唐代全国性或地区性的流行病也发生过多次。根据《新唐书·五行志》及《旧唐书》《全唐文》《文苑英华》等书记载，从贞观十年（636年）至大顺二年（891年）的255年中，较大的流行病就发生过21次。尤其在太宗贞观年间尤甚，贞观十年到二十二年的12年中，发生流行病6次，其中贞观十五至十八年4年中每年发生1次，这样的频率可以说是空前的。为叙述方便起见，特将唐代流行病发生情况列表说明（见表8）。

表 8 唐代流行病发生情况统计表

谥号或庙号	中国纪年	公历	流行情况
太宗 （李世民）	贞观十年	636	关内河东大疫。
	贞观十五年	641	三月，泽州疫。
	贞观十六年	642	夏，谷泾徐戴号五州疫。
	贞观十七年	643	夏，潭濠庐三州疫。
	贞观十八年	644	该濠巴善郴五州疫。
	贞观二十二年	648	卿州大疫。
高宗 （李治）	永徽六年	655	三月，楚州疫。
	永淳元年	682	冬，大疫，两京死者，相枕于路。
武后 武曌	垂拱三年	687	是春，自京师至山东疾疫，民死者众。
中宗 （李显）	景龙元年	707	夏，自京师至山东、河北疫死者千数。
代宗 （李豫）	宝应元年	762	江东大疫，死者过半。
	广德元年	763	是岁，江东大疫，死者过半。
德宗 （李适）	贞元五年	789	是夏，淮南浙东西福建等道早，井泉多涸， 人渴乏，疫死者众。
	贞元六年	790	夏，淮南、浙西、福建道疫。
宪宗（李纯）	元和元年	806	夏，浙冬大疫，死者大半。
文宗 （李昂）	大和六年	832	春，自剑南至浙西大疫。
	开成五年	840	夏，福建台明四州疫。
宣宗（李忱）	大中九年	855	江淮数道……疾疫。……△
懿宗（李漼）	咸通十年	869	宣歙两浙疫。
僖宗（李儇）	广明一年	880	是岁春末，贼在信州疫疠，其徒多丧。*
昭宗（李晔）	大顺二年	891	春，淮南疫，死者十三四。

注：表中 * 号表示该史料来自《旧唐书》各帝纪。△号表示该史料来自《文苑英华》，其余均来自《新唐书·五行志》。

唐朝历代皇帝对流行病的蔓延也都程度不同地采取了一些对策。永淳元年（682 年）大疫，对于疫死者，高宗"诏所在官司埋瘗"。大和六年

（832 年）春，自剑南至浙西大疫，文宗颁布《拯恤疾疫诏》，曰："……虽饥疫凶荒，国家代有，而阴阳祲沴，儆戒朕躬。 自诸道水旱害人，疫疾相断，宵旰罪己，兴寝疚怀，屡降诏书，俾副勤恤。发禀蠲赋，救患赈贫，亦谓至矣。……其诸道应灾荒处疾疫之家，有一门尽殁者，官给凶具，随事瘗藏。一家如有口累，疫死一半者，量事与本户税钱三分中减一分。死一半已（以）上者，与减一半本户税。其疫未定处，并委长吏差官巡抚，量给医药，询问救疗之术，各加拯济。事毕条疏奏来。其有一家长大者皆死，所余孩稚，十二至襁褓者，不能自活，必致夭伤。长吏劝其近亲收养，仍官中给两月粮，亦具数闻奏。江南诸道，既有凶荒，赋入上供，悉多蠲减。……其州府长吏，各奉诏条，勉加拯恤……"宣宗在大中九年（855 年）七月十三日，面对疾疫流行、人民流离失所之惨状也诏曰："……江淮数道，因之以水旱，加之以疾疠，流亡转徙，十室九空……频年灾荒，无可征纳，宜特放三年……"高宗、文宗、宣宗等采取的这些措施，都在一定程度上减轻了人民的负担，避免了更多人的死亡。尤其是文宗较为具体周到的措施，确实令人赞叹。但是，我们也应该看到，就整个唐代而言，发生 20 多次大的流行病，政府的控制措施还是很不够的。

五代时期，流行病也时有发生，人民生命仍然受到严重威胁。针对这种情况，统治者也采取了一些对策。五代后梁乾化二年（912 年）太祖朱温诏曰："……凡有疫之处，委长吏检寻医方，于要路晓示。如有家无骨肉兼困穷不济者，即仰长吏差医给药救疗之。"尽管朱温个人关心重视防疫工作，也发布了诏令，但由于战乱，国家尚无预防控制流行病的体系，所以防疫工作总不能落到实处。即使在军队中发生流行病，政府也束手无策，兵士只能被迫带病参战。如 907—912 年，"已而兵大疫，叔琮班师，令曰：'病不能行者焚之。'病者惧，皆言无恙。"在这种情况下，军队每因流行病而失败。后唐清泰三年（936 年）末帝李从珂准和凝奏："天下诸屯驻兵士，望令太医署合伤寒、时气、痢疾等药，量给付本军主掌，以给患病士卒之家。百姓亦准医疾。令和合药物拯救贫民。"后唐政府不仅关心军士，而且也关心其家属及广大贫民的医疗。除太医署及州道医生兼管部队医疗外，军队内开始设有军医。后晋时沿袭后唐军医制度，部队医药

122

也有了一定好转。后周太祖时（951—953）王环为将，对其部属士兵的健康十分重视，"每战常置针药于庭右。战罢，索伤者于帐前，亲自治疗，故甚得士心，所向皆捷"。综上所述，五代时期后梁太祖朱温、后唐末帝李从珂、后周大将王环等都比较重视疫疾的防治和军队医药，在一定范围内对疾病的防治起到了积极作用。然而，五代毕竟是一个动乱时代，统治者忙于夺取或维护政权，对流行病的预防控制尚缺少系统政策。尽管军医在这一动乱背景下诞生，但因数量有限，医技一般，所以仍不能从根本上改变军队缺医少药的状况。

隋唐五代时期，尽管各朝政府在控制流行病方面措施不够得力，但是，许多皇帝积极诏敕全国埋瘗暴骸露尸的措施，在客观上为防止流行病发生起到了积极作用。唐初，高祖武德二年（619年）就曾颁布收瘗隋末丧乱骸骨诏，太宗时至少3次诏令全国收埋骸骨，不使其暴露原野。玄宗天宝元年（742年）三月诏曰："移风易俗，王化之大猷；掩骼埋胔，时令之通典。如闻江左百姓之间，或家遭疾疫，因而致死，皆弃之中野，无复安葬，情理都阙，一至于斯。习以为常，乃成其弊。自今已（以）后，宜委郡县长吏，严加诫约，俾其知禁，勿使更然。其先未葬者，即勒本家收葬……庶叶礼经，诸道有此同者，亦宜准此。"代宗在宝应元年（762年）也诏敕收瘗京城内外骸骨。五代时，后晋、后周政府也都重视掩埋暴骸，后晋出帝时也至少3次诏令疏理狱讼瘗埋病亡者。后周太祖执政时，"令黄知筠往兖州收埋暴骨"。广顺二年（952年）凤翔节度使赵晖上言："王景崇叛乱时，杀戮饥死骸骨除先有使臣埋瘗外，令掘曲坑，并聚十八年车埋瘗祭奠。"隋唐五代这些皇帝采取掩埋骸骨之措施其直接的动机是移风易俗。产生这一动机的原因，用代宗的话说就是："朕为人父母，良深悯恻。"不论这些皇帝采取这些措施是否为了防疫，而这些措施的客观效果确实为预防流行病发生起到了积极作用。唐代贞观年间流行病发生频率较高，其原因是隋末战争频繁酿成了疾疫流行之条件，而太宗收瘗骸骨之措施则为后代预防流行病奠定了基础。贞观以后，流行病发生次数比起贞观时期或秦汉、魏晋南北朝各期都明显减少。尤其是玄宗天宝元年诏令全国掩骸骨后，二十多年间没有发生大的流行病。由此看来，掩埋骸骨的措施对预防流行病发生确有积极作用。

中篇　疫病史鉴

（四）两宋防疫资鉴

1. 北宋流行病发生概况

宋代流行病发生也很频繁，根据《宋史》记载，笔者做了粗略统计，这一时期至少发生 42 次流行病。南宋与北宋经历的时间相差不多，但南宋时期流行病较为猖獗，达 28 次，占宋代流行病总数的 67%，平均 5 年多就有 1 次流行，高宗至宁宗间尤甚。为讨论方便，现将宋代流行病发生情况列表说明，见表 9。

2. 北宋政府防治流行病的措施

据表 9 的统计可知，北宋和南宋时间跨度差距不大，但北宋时流行病发生远不如南宋多，从建隆元年至靖康二年整整 167 年中，只发生 14 次，平均近 12 年 1 次，而南宋则平均 5 年多 1 次。究其原因，客观上两宋在地理气候诸多方面的条件应该说是一样的，北宋的领土还比南宋大，那么为什么两宋发生流行病的情况有如此大的差异呢？笔者认为，这主要应归结为主观原因即政府的防治措施有差别。首先，从控制措施看，北宋期间发生 14 次流行病，其中有 12 次政府都颁医方派官和药救疗。皇帝和政府官员也都全力以赴，如宋仁宗赵祯，为了控制流行病，不顾侍从的劝阻，将自己用的珍贵药物"通天犀"碎之和药以救民疫。一些政府官员慷慨解囊赞助成立临时病坊，如苏轼在元祐四年至五年杭州大疫时，除奏请朝廷减免供米，"作饘粥、药饵，遣吏挟医，分方治病"，还复发囊中黄金五十两，赞助建立病坊，使活者甚众。另外，政府还责成医药惠民局在流行病发生时施舍中成药。由于政府重视，措施也较为得力，所以当流行病发生时能及时控制，避免了更大范围的流行和死亡，以及恶性循环的发生。

表 9　宋代流行病发生情况统计表

谥号或庙号	中国纪年	公元纪年	流行情况
太　祖（赵匡胤）	乾德元年	963	癸亥，潮南疫，赐行营将校药。
太　宗	淳化三年	992	五月戊申，诏太医署良医视城病。……六月丁亥，京师疫解。
（赵光义）	淳化五年	994	六月，京师疫，遣太医和药救之。

谥号或庙号	中国纪年	公元纪年	流行情况
真 宗	咸平六年	1003	（五月）京师疫，分遣内臣赐药。
（赵 恒）	大中祥符二年	1009	四月诏，医官院处方并药赐河北避疫边民，九月遣使赐戎泸军民避瘴药。
	大中祥符三年		三月乙卯，陕西民疫，遣使赍药赐之。
	庆历八年	1048	一月，以河北疫遣使颁药。
（仁 宗）	皇祐元年年	1049	二月戊辰，以河北疫遗使颁药。
	皇祐四	1052	（十月）丁亥，以诸路饥疫，并征除科调之烦……条陈救恤之术。
（赵 祯）	至和元年	1054	春正月壬申，碎通天犀，和药以疗民疫。
	嘉祐五年	1060	五月戊子朔，京师民疫，选医给药以疗之。
神宗（赵顼）	熙宁九年	1076	乙亥，以安南营将士疾疫……
哲 宗 （赵 煦）	元祐四年	1089	杭州大旱饥疫并作，遣吏挟医，分坊治疗，作馆粥药，又作病坊。
徽宗（赵佶）	大观三年	1109	江东疫。
高 宗	建炎元年	1127	三月，金人围汴京，城中疫死者几半。
（赵 构）	绍兴元年	1131	六月，浙西大疫……官募人能服粥药之劳者，活及百人者，度为增。
	绍兴二年	1132	春，涪州疫，死数千人。
	绍兴三年	1133	永州、资荣二州均大疫。
	绍兴六年	1136	四川疫。
	绍兴十六年	1146	夏，行都疫。
	绍兴十八年	1148	常州疫大作……
	绍兴二十六年	1156	夏，行都大疫，高宗出柴胡制药，活者甚众。
孝 宗	隆兴二年	1164	浙之饥民疫者尤众。
（赵 眘）	乾道无年	1165	行都及绍兴府饥民大疫，浙东西亦如之。
	乾道六年	1170	春，民以冬燠疫作。
	乾道八年	1172	夏，行都民疫，江西大疫，隆兴府民疫。
	淳熙四年	1177	真州大疫。

中篇 疫病史鉴

続表

谥号或庙号	中国纪年	公元纪年	流行情况
	淳熙八年	1181	行都大疫，宁国府民疫，死者尤众。
	淳熙十一年	1184	四月，以临安疫分命医官诊视军民。
	淳熙十四年	1187	春，都民禁旅大疫，浙西郡国亦疫。
	淳熙十六年	1189	潭州疫。
宁　宗（赵　扩）	庆元一年	1195	临安大疫，出内帑钱为贫民医药、棺敛费及赐诸军疫死者家。
	庆元二年	1196	五月，行都疫。
	庆元三年	1197	三月，行都及淮浙郡县疫。
	嘉泰三年	1203	五月，行都疫。
	嘉定元年	1208	夏，淮甸大疫，浙民亦疫，官募掩骼及二百人者度为僧。
	嘉定二年	1209	夏，都民疫，死去甚众，淮民流江南者，饥与暑并，多疫死。
	嘉定三年	1210	四月，都民多疫死，四年三月亦如之
	嘉定十五年	1222	赣州疫。
	嘉定十六年	1223	永道二州疫。
恭　宗（赵　㬎）	德祐元年	1275	六月庚子，四城迁徙，流民患疫而死者不可胜计，天宁寺死者尤多。
	德祐二年	1276	闰三月，数月间城中疫气熏蒸，人之病死者，不可以数计。

注：流行情况均根据《宋史》的记载整理而成。

北宋政府不仅在流行病发生时能够采取措施加以控制，而且在平时也特别注重预防，如颁布《圣惠方》《庆历善救方》《简要济众方》等，"命州县长吏按方剂以救民疾"。政府每年还赐钱，命地方长官派人将药发给民众以防治疾病。为普及防治知识，还命全国以刊版的形式，将《集验方》《四时摄生论》等方书公之于众，便于民众掌握。宋徽宗更是关心预防流行病的工作，他在研究五运六气学术的基础上，于政和七年（1117年）十月公布了次年运历，提示人们早做预防工作。上述这些措施，对于流行病的预防，无论如何，都具有一定的积极作用。

由于北宋皇帝及政府都重视流行病的防治工作，因而在具体措施上与南宋相比，更加独到和得力，其流行病发生频率是封建社会中最低的时期之一，各次流行规模也都是比较小的。这种情况固然不能完全排除客观因素的影响，但笔者认为北宋一代重视医药事业发展，对流行病防治得力，这是一种主要原因。

3. 南宋政府防治流行病之措施

南宋政府初期对于流行病的防治还是比较重视的，"高宗南渡，民之从者如归市。既为之衣食以振其饥寒，又为之医药以救其疾病；其有陨于戈甲、毙于道路者，则给度牒瘗埋之。"绍兴元年（1131年）六月，浙西大疫，官募人以粥药救济疫民。绍兴十六年（1146年）夏，行都疫，"己未，分遣医官循行临安疗病者，于秋乃止。"绍兴二十六年（1156年）夏，"行都又疫，高宗出柴胡制药，活者甚众。"宁宗在流行病发生时也曾向贫民及疫死的军人家属赐药及棺敛费，"官募掩骼及二百人者，度为僧"。南宋其余时期则防治措施很少，不及北宋政府那样一以贯之。由于南宋政府在流行病防治上总的来讲是不力的，因此，南宋流行病的发生频率是北宋的两倍。这一事实充分说明，流行病之发生与政府的防治措施有密切关系。如果政府重视，防治措施得力并坚持落实，流行病就会少发生或规模小、易于控制，反之，则频率高，规模大，还易造成恶性循环，两宋的情况也正好说明了这一点。

（五）金元防疫检讨

辽金元是一个战争频仍、疫疠流行十分猖獗的时期，但这三朝相对而言，存在着一朝胜过一朝的趋势，最明显的是，辽代疫疠流行就不如金元时期猖獗。根据史书记载，现将辽金元时期疫疠流行情况列表于下（见表10），与辽金对峙的北宋、南宋辖区之流行不包括在内。

表10仅是一个不完全统计，但是我们也可据此看出辽金元疫病流行之大概。从表中可看到，辽代可能由于疏于记载的原因，《辽史》中仅记载发生一次流行病，但据此我们判断，即使有漏载但也不会太多。辽代流行病尚少，究其原因，笔者认为主要有以下几个方面。首先，唐朝近300年相对的社会稳定以及唐政府采取掩埋骸骨预防疫疠流行的措施等都为后代（包括辽）减少流行病之发生奠定了基础。其次，辽政权所辖区域在祖

国之北部，唐末及五代战争又很少波及辽辖区，因而残骸腐尸等流行病之病源也就相对减少。再其次，辽之辖区地广人稀，纵然发生疾病流行，也不会造成大范围传播，更不会造成大的伤亡。金代比起辽代来，流行病相对增加，危害也较惨重。仅1213年、1232年发生在汴京的两次流行病，死亡人数就近百万人。金代发生如此严重的流行病，其直接原因是元兵围汴，城内人口高度密集，医药没有保障。其根本原因是五代及宋辽对峙以来，中原战乱较多，人口密度又高，预防措施不力，这给汴京这两次大疫奠定了基础。金代早期政府对于疫病之控制总的来讲还是有力的，天德三年（1151年）发生流行病之际，正是金王朝勃勃向上，渐次向南推进之时，因而强有力的政权也就采取了强有力的控制措施。当时，金朝执政者海陵王完颜亮诏令："发燕京五百里内医者，使治疗，官给药物，全活多者与官，其次给赏，下者转运司举察以闻。"这在一定程度上控制了疫疠的蔓延，减少了损失。而金朝后期统治者一方面是由于应付元兵之进攻，另一方面是本身统治无力，无所对策，致使汴京两次大疫死亡惨重。

表10 辽金元疫疠流行情况统计表

朝代	谥号或庙号	中国纪年	公元纪年	流行情况
辽	圣 宗 （耶律隆绪）	开泰八年	1019	燕地饥疫，民多流殍。
金	海陵王 （完颜亮）	开德三年	1151	既而暑月，工役多疾疫。
		正隆六年	1161	及征发诸道工匠至京师，疫死者不可胜数。
	宣 宗 （完颜珣）	贞祐元年	1213	九月，大元兵围汴，加以大疫，汴城之民死者百余万。
	哀 宗 （完颜守绪）	天兴元年	1232	汴京大疫，凡五十日，诸门出死者九十余人。
元	太 宗 （窝阔台）	九年	1237	怀州大疫。
	世 祖 （忽必烈）	至元十一年	1274	（江陵）城中又患疾疫。
		至元十四年	1277	江南大疫。

朝代	谥号或庙号	中国纪年	公元纪年	流行情况
		至元十五	1278	奉使河南，适大疫。
	成宗 （铁穆耳）	大德元年	1297	真定、顺德、河间旱、疫…… 卫辉路旱、疫……般阳路饥疫…… 河间之乐寿、交河疫，死六千五百余人。
	武宗 （海山）	至大元年	1308	春，绍兴、庆元、台州疫，死者二万六千余人…… 江浙……疫疠大作。
		至大二年	1309	丙申，御史台臣言：顷年岁凶民疫，……
	仁宗 （爱育黎 拔力八达）	皇庆二年	1313	冬……京师大疫。
	英宗 （硕德八剌）	至治元年	1321	京师疫。
		至治二年	1322	一月甲子，恩州水，民饥疫……岷州旱、疫，赈之……
	泰定帝 （也孙铁木儿）	泰定二年	1325	岷州春疫。
元	文宗 （图帖睦尔）	天历二年	1329	集庆河南府路旱、疫。
	明宗 （和世瓎）	至顺元年	1330	八月，庚戌，河南府路新安、沔池等十五驿饥疫。
		至顺二年	1331	又疫疠死者十九。
		至顺三年	1332	溪洞军民安抚司言，所属宜山县饥疫，死者众。
	顺帝 （妥懽帖睦尔）	元统二年	1334	庚子，杭州、镇江、嘉兴、常州、松江、江阴水旱疾疫。
		至正四年	1344	福州、邵武、延平、汀州四郡，夏秋大疫。
		至正五年	1345	春夏，济南大疫。
		至正十二年	1352	正月，冀宁保德州大疫，夏，龙兴大疫。
		至正十三年	1353	黄州、饶州大疫，十二月，大同路大疫。
		至正十四年	1354	夏四月……江西、湖广大饥，民疫疠者甚众。
		至正十六年	1356	春，河南大疫。
		至正十七年	1357	六月，莒州、蒙阴县大疫。
		至正十八年	1358	夏，汾州大疫。
		至正十九年	1359	春夏，鄜州并原县，莒州沂水、日照二县及广东南雄路大疫。
		至正二十年	1360	夏，绍兴山阴、会稽二县大疫。

中篇 疫病史鉴

据《辽史》《金史》《元史》记载，此时的流行病次数：辽 1 次，金 4 次，元 26 次。

据不完全统计，元代发生的流行病至少有 26 次。元朝统治 100 多年，平均每 5 年则发生 1 次流行病。元朝晚期流行病更为猖獗，从明宗天历二年（1329 年）到惠宗至正二十年（1360 年）的 31 年中就发生过 15 次，至正十二年至二十年（的 9 年中则发生过 8 次流行病。如此严重的流行病，元朝统治者除个别时候发放一些粮食赈济外，医药方面的措施几乎没有。而开明官吏中出粟备药解救病患者，虽然也有，但这仅是个例。如至元十四年（1277 年），"江南大疫，师颜出粟募民，舁尸坎瘗。可医食者，亲抚视以活之……"至元十五年，"中书省宣使，奉使河南，适大疫，义坚亚礼命村坊构室庐，备医药，以畜病者，全活甚众"。尽管这些官吏的举动对控制当时疫病的流行以及救助病患者确实起到了积极作用，这是应该充分肯定的，但是就整个元朝来讲，发生至少 26 次流行病而政府几乎没有什么控制及预防的措施，这有力地说明元代统治者对疫病流行是不太重视的。

（六）明代防疫对当今之启迪

1. 颁方赐药

统治者重视自身及皇族、大臣的医疗保健，这是各封建王朝所具有的共同规律。向民间颁布医方或恩赐药物，各王朝都程度不同地进行过，但多数情况下是在疫疠流行时。明代皇帝继承历史上皇帝向人民颁布医方恩赐医药的传统，不仅在流行病发生时能够采取一些颁方赐药的措施，而且在平时也积极注意医方的颁赐工作。正统九年（1444 年）十月癸丑，"襄垣王逊燂奏，自幼失母，保护有阙，遂得齿疾，脱落之余，所存无几。而守国塞下方药所须百无一二，乞赐颁给以资调适。凡求药百余品，并书六十部，大抵多异方杂说及诸金石之剂。上命以仁孝皇后勤善书，为善阴骘二书与药性和平者给之"。皇帝不仅应属下请求颁赐医药，而且也常从济民的角度主动颁行一些方书。如嘉靖二十三年（1543 年）十月壬午上谕曰："皇考躬集《医方选要》一书，实仰体天地，生德寿众。至仁之心，岁久传布未广，即重录梓行两京各省，以宣济民之化。复以献皇帝御制《外科经验方》，命礼部重加校录，一体刊出。嘉靖二十四年（1544

年）三月，礼部新刊《医方选要》等书送呈皇帝阅览并下发。嘉靖四十年（1560 年）十二月，"辛巳诏：重刻前礼部尚书胡濙所进《卫生易简方》书传布天下。濙书永乐间进刻板礼部，上好医药，置一部几案间，时加检阅，间有脱简。谕礼部缮印全帙进览，时故板亡失过半矣。礼部乃请购民间善本重刻，以广其传。诏可。"

明朝皇帝在恩赐药物时尤其注意满足大臣等有功人员的需求。其原因即是皇帝认为国家大臣的健康，与封建政权之稳定有很大关系。永乐九年（1411 年）七月已丑，"吏部尚书兼詹事府詹事蹇义患背痛。先日，上命御医刘观往见之曰：速与善药，不可缓视。病深浅及用何药，明旦来报。至是观言：病证浅，已传善药，不足虑。上曰：勿谓症浅不足虑，宜谨视之。又谕之曰：医者，视人病，皆当如救焚拯溺，毋惮寒暑暮夜，况为国家疗一大臣。人贵贱不一，譬如木有可为榱桷者，可为栋梁者。六卿，朕股肱之臣。盖栋梁者，尔能疗之使安，亦是有功于国，不可怠忽。是日，遣中官赐义钞一千贯，且谕义曰：有疾之人能静定其心，亦易得瘥，须戒劳烦也"。由此可知，皇帝对于国家大臣之健康是比较重视的。整个明代，皇帝恩赐大臣医药的记载很多，仅英宗一代就至少有 47 次，由此可见一斑。

2. 埋瘗尸骨预防流行病发生

元末频繁的战争，使中华大地上再次大量出现腐尸骸骨，这一方面影响人们的生存环境，另一方面又易酿成疫疠流行。因此，当明初社会初步稳定后，政府便开始组织人力收埋暴露的腐尸骸骨。洪武初，太祖谓中书省臣曰："往者四方争斗，民不得其死者多矣。中原草莽遗骸遍野，朕闻之恻然于心。宜遣人循历水陆悉收瘗之。"太祖诏令采取的这一措施被誉为"仁及朽骨，圣王之善政"，虽不免过誉，但对于改善人民生存环境、预防流行病确有积极作用，同时为明朝各代预防流行病树立了榜样。成祖继承太祖之传统，在他统治的 22 年中，至少在永乐二年、八年、十三年、二十一年 4 次诏令并派遣官员直接组织收瘗尸骨。如永乐二年（1404 年）正月乙丑，成祖命耿孝等"分诣郑村坝等处，收骸骨十余万，聚瘗于北山之麓。封树其墓而严禁樵牧，仍遣孝祭之。上亲制文勒石……昭示久远……"一次收瘗十多万具尸骨，这不能说对预防流行病没有作用。成祖之后，宣宗、英宗、宪宗、世宗等都以先王仁及朽骨，埋殍掩骼为楷模，

中篇　疫病史鉴

先后多次采取了类似的措施。尤其是宣宗，曾在宣德七年、九年、十一年3次发布诏令，命天下有司埋瘗朽骨，并严禁发掘破棺取物，还命五城兵马及大兴、宛平等县时常沿街巡视，遇有露尸，即行埋瘗。明皇帝诏令实施的这些措施，尽管在主观上未必完全是为预防流行病，但在客观上，确实起到了这种作用。

3. 疫病流行及其对策

明代政府颁方赐药、收瘗尸骨等措施从不同角度都为预防流行病发生起到了一定作用。尽管如此，由于当时卫生条件所限，流行病之发生在所难免。明代历经277年，有记载的流行病至少有30次，疫死人数约计178898人，这还不包括永乐八年（1410年）邵武死绝的12000户以及没有记载的疫死人数。现根据《明史》《明实录》记载，将明代流行病发生情况列表说明（见表11）。

表11　明代流行病发生情况一览表

谥号或庙号	中国纪年	公元纪年	流行情况
成　祖	永乐六年	1408	正月，江西建昌、抚州，福建建宁、邵武，自去年至是月，疫死者七万八千四百余人。七月，江西方信府，玉山、永丰二县疫，民死者千七百九十余口。
（朱　棣）	永乐八年	1410	登州、临海诸州县自正月至六月，疫死者六千余人。
	永乐九年	1411	河南、陕西疫。
	永乐十一年	1413	五月，浙江乌程等三县疫，男女死者万五百八十余口；六月，湖州三县疫；七月，宁波、玉县疫，民男女死者九千一百余口。
	永乐十二年	1414	二月，湖广、武昌等府、通城等县民疫。
宣　宗（朱瞻基）	宣德九年	1434	十二月，疫疠死亡相继。
英　宗（朱祁镇）	正统九年	1444	冬，绍兴、宁波、台州瘟疫大作，延至明年，死者三万四千余口。
代　宗	景泰四年	1453	冬，建昌府属县大疫，死者八千余人，武昌、汉阳疫死万余人。
（朱祁钰）	景泰六年	1455	四月，西安、平凉疫，死者二千余人。
	景泰七年	1456	桂林疫，死者二万余人。湖广黄梅县春夏瘟疫大作。
英　宗（朱祁镇）	天顺元年	1457	顺天等府、苏州、遵化等州县春夏瘟疫大作，一户或死八九口，或死六七口……全家倒卧无人扶持，传染不止。
	天顺五年	1461	四月，陕西疫。

谥号或庙号	中国纪年	公元纪年	流行情况
宪　宗 （朱见深）	成化六年	1470	十二月，河间、天府、真定、保定……饥疫。
	成化七年	1471	五月，京城饥民疫死者多。
	成化十一年	1475	八月，福建大疫，延及江西，死者无算。
孝　宗 （朱祐樘）	弘治十四年	1501	十一月，江西赣州府……各县多瘴疠，人有朝病暮死者。
武　宗	正德二年	1507	是岁，湖广靖州等处自七月至十二月大疫，死者四千余人。
（朱厚照）	正德八年	1513	河西瘟疫流行。
	正德十二年	1517	十月，泉州大疫。
	正德十六年	1521	六月，北直隶山东、河南……俱旱，福建福州等府亢旱疠疫流行，府县官病死者四十余员，军民死者无算。九月，陕西瘟疫大行。军民死者二千五百余人。
世　宗 （朱厚熜）	嘉靖元年	1522	二月，陕西大疫。
	嘉靖二年	1523	南京大疫，军民死者甚众。
	嘉靖四年	1525	九月，山东疫，死者四千一百二十八人。
	嘉靖二十年	1541	五月，京师疾疠。
	嘉靖三十三年	1554	都城内外大疫，死亡塞道。
	嘉靖四十四年	1565	京城饥且疫。
神　宗 （朱翔钧）	万历十年	1582	四月，京师疫。
	万历十五年	1587	五月，（京师）又疫。
	万历十六年	1598	五月，山东、陕西、山西、浙江俱大旱疫。
思　宗 （朱由检）	崇祯十六年	1643	京师大疫，自二月至九月流行。

注：表中材料均来自《明实录》和《明史》。

面对流行病之蔓延，明政府采取了一系列措施，概括起来主要有以下三个方面。

（1）施散医药

在疫疠流行时，明政府一般都派遣医官巡视病情，并由惠民药局发给药物。嘉靖、万历时期这方面的措施更为具体。如嘉靖二十年（1541年）五月丁酉，"礼部左侍郎孙承恩会京师疾疠，请给散药物以救民困苦。上曰：顷闻疫气流行，民多札瘥，朕甚悯焉。其令太医院差官顺天府措置药物，设法给惠。上又亲检方书制为'济疫小饮子'方颁下所遵用，仍命礼部刊行。"皇帝亲检方书创制防疫处方，这在古代防治流行病史上还是第一次。由此可以看出嘉靖皇帝控制流行病的决心。万历时控制流行病的措施也较为得力。如万历十五年（1587年）五月，"以京城疫气盛行，命选太医院精医分拨五城地方诊视给药，仍每家给与银六分，钱十文……"六月戊寅礼部题，"奉圣谕施药救京师灾疫，即于五城开局，按病依方散药，复差委祠祭司署员外郎高桂等五员分城监督，设法给散。随于五月三十日据中城等兵马司造册呈报。五城地方给散银钱。共散过患病男妇李爱等一万六百九十九名。共用银六百四十一两九钱四分，钱十万六千九百九十文。五城会齐俱于五月二十一日给散，一切病民委沾实惠。太医院委官御医张一龙等造册呈报。自五月十五日开局以来，抱病就医问病给药日计千百。旬月之外，疫气已解。五城共医过男妇孟景方等十万九千五百九十名。共用过药料一万四千六百六十八斤八两。相应住止。仰惟皇上仁无不复，施有所选，遂使疲癃之民悉蒙再造之赐。即今疫渐消减，人遂安宁，化悉叹为讴歌，易札瘥为仁寿。不惟病恖赡，依实是蒸黎感悦。至于给散银钱，虽止一次，而领药无算，计其所费实数倍之。不但贫民得生，且于平民之家更益普济，此天地生成之仁也，报闻。"根据礼部的这个奏报，可以看出万历十五年控制京城流行病的措施是较为得力的，这在封建社会政府组织控制流行病的历史上也是一个典型范例。在这次五城开局防疫的基础上，同年七月经礼部奏报，皇帝认可，下令"复药局以救荒疫"。此药局维持了多久，且与惠民局是何关系等，因材料缺乏，在此不展开论证。

（2）减免粮税

明政府在流行病发生时，除组织医官施散药物加以控制外，一般还停止征粮征税，或采取别的变通措施，以减轻人民负担。宣德九年（1434年）五月，户部奏："昨江西宜黄县耆民李崇政等言县民连年遭疾，死亡者多。官田重租，艰于征纳，乞如旧例折纳土产布以为民便。上曰：旧例折布正以租重故也，况今民多死亡，何忍复征米使生者重困乎？宜从其言……"即按李崇政所言征纳事宜变通办理。到正统时期，发生流行病地区人民的租税等基本上得到蠲免。如正统十年（1445年）七月甲申，"浙江道监察循史黄裳言浙江绍兴、宁波、台州三府属县自去冬以来瘟疫大作，男妇死者三万四千余口……然死者所负租税宜为蠲免，病与饥者宜加赈济。上谓户部臣曰：薄赋敛恤饥民贫乃王政之急务，即遣人驰令布按二司官如裳言行之，不可徒事虚文"。正统十二年（1447年）六月庚辰又"免浙江宁波府象山县疫死人户秋粮一百八十四石有奇"。景泰时，流行病发生区人民免征钱粮的政策仍然持续贯彻。景泰五年（1454年）四月，因淮徐以北疫疠大作，皇帝准太仆寺卿黄仕携奏，下令"将被灾极甚乏处今年该征钱粮俱为除免，轻缓之处与宽停"。景泰七年（1456年）十月，因湖广黄梅县瘟疫流行，诏：对死亡者"严令显志新邻人等掩埋，缺食者，设法劝借赈恤……"成化、正德时，对疫疠流行区也蠲免粮税并发钱粮赈济。如正德八年（1513年），因江西瘟疫流行，上命南京刑部右侍郎邓璋"仍发本处予备仓及两淮、两浙盐价银十万两给之"。嘉靖时，因皇帝对防疫更为重视，所以不仅亲自检阅方书选择防疫处方，而且在赈济抚恤疫民方面措施也较得力。嘉靖元年（1522年）因安陆卫军发戍广西者率多瘴死，皇上准安陆州知州王槐之奏，允许"其岁办等物量减十之五，以示优恤，……各庄佃户免今年田税十之三，他年如故，第备勿输"。嘉靖三十三年（1554年）四月乙亥，"都城内外大疫。上闻之，谕礼部曰：时疫大甚，死亡塞道，朕为之恻然。其令太医院发药，户部同锦衣卫官以米五千石煮粥疗济，用副朕好生之意，死者官给席藁，令所在居民收瘗之。诏下，贫民全活甚众，远方闻者争来就食，户部尚书方纯以人多食少请益发廪以赈之，报可"。万历时，对流行病发生地区也实行了更为宽松的免税政策。万历十年（1682年）四月，因顺天府等地疫疠盛行，人死甚众，"圣谕豁免房税"。万历二十八年（1600年）七月，"保定巡抚江应蛟以几内荒疫，旱蝗相继为虐，乞敕尽罢矿税并近祥行盐、鱼、苇、析税等项，仍乞将各省矿税一切并罢不报"，也得到皇帝的同意。

如上所述，明代流行病较为猖獗，各届政府都不同程度地采取了一些防治措施。相对而言，明朝嘉靖、万历两代防治流行病的措施更为得力。尤其是嘉靖皇帝亲检方书制"济疫小饮子"，这对一个中国封建社会的皇帝来说，也确是难能可贵的。由于皇帝重视防疫，所以整个嘉靖时期防治流行病的工作要比明朝其他时期更好一些。这一事例也进一步说明，在封建社会，医政事业的兴衰与皇帝对医药的重视程度密切相关。

（七）清宫防治天花对后世的影响

1. 天花防治措施及组织

天花是一种烈性传染病，17世纪下半叶以前一直严重威胁着人民生命健康。据《东华录》记载，清人入关以前，对于天花流行尚无有效的控制措施，只是消极地外出避痘。如太宗天聪元年（1627年）及八年（1634年），因天花流行，只得让诸子外出避痘，并设避痘所。崇德元年（1636年）、二年，又往都尔鼻城一带避痘，并规定若有疾病，在九日以内不准互相看望。

清人入关以后，便开始采取驱逐隔离痘疹患者的措施。如顺治二年（1645年）二月，曾令："凡城中之民出痘者，即行驱逐。城外四十里东西南北各定一村，使其居住"。据俞樾初《癸巳存稿》卷九记载，"国初有查痘章宗，理旗人痘疹及内城人民痘疹迁移之政令"。由此可知，清统治者此时所采取的措施，还全是为他们自己的利益着想的。

16世纪时，南方民间已流行人痘接种术，康熙二十年（1681年），圣祖命内务府广储司郎中徐定弼求痘医，得朱纯嘏和陈添祥二人，为皇子皇孙种痘皆愈。此后，圣祖训曰："国初，人多畏出痘，至朕得种痘方，诸子女及尔等子女，皆以种痘行无恙，今边外四十九旗及喀尔诸藩，俱命种痘，凡所种皆得善愈。尝记初种时，年老人尚以为怪，朕坚意为之，遂令此千万人之生者，岂偶然耶？"人痘接种术自康熙开始积极推行以来，在国内已日渐风行，并先后流传于俄罗斯、朝鲜、日本及欧洲、非洲许多国家。这是我国人民在防疫学上的伟大贡献。

乾隆时期一方面推行人痘接种术，另一方面在上层统治者中，积极采取措施实行隔离避免感染。如乾隆三年（1738年）十一月，"赏故喀尔喀扎萨克多罗郡王多尔济扎尔银两，遣官祭奠。谕曰：喀尔喀王多尔济扎尔前称患过痘疾，今来京又患痘疾溘逝。想伊等并不确知曾患痘。冒昧前来，甚属可悯，著行文遍行晓谕蒙古扎萨克等，若有不确知患过痘疾者，著不必来"。乾隆七年（1742年）正月，"定外藩蒙古生身人不必来京例。谕曰：……旧例未曾出痘蒙古人等，俱为准来京。但恐伊等内有似齐巴格扎人，误行来京染疾者，正复不少。朕心深为悯侧。嗣后如本身未能确知出痘之王公台吉等，俱不必来京……"在补任官职时，未出痘者，暂不得升用。除在官员中注意传染外，清统治者也比较注意染痘军士的调治护理。乾隆二十年（1755年）二月，传谕陈宏谋及沿途督抚等，"如兵丁中出痘者，俱留于各该处上紧调治。俟其痊愈时，资送来京，交与兵部送回。其现在业经护送前进者，亦即一体留养，毋令力疾行走。如有因疾身故者，亦加恩料理遗骸，令归故土，以副朕体恤士卒至意"。

我国的人痘接种法在17世纪时，不仅风行国内，而且也传入欧洲，引起了世界各国的研究和注意。英国人爱德华·琴纳（Edward Jenner）于1796年发明的牛痘接种法，于嘉庆十年（1805年）经由葡萄牙商人传入我国，当时广州"十三行"商人郑崇谦等首先设局布种牛痘。不久，北京、上海、天津等地也相继设立牛痘局。以后，牛痘接种法便渐渐地取代了人痘接种法。由于清政府比较重视天花的预防，并积极推行人痘接种和牛痘接种法，使天花传染在清代基本上得到了控制。

2. 流行病及其对策

清代除天花以外，其他流行病也甚猖獗。从1644年清人入关至1840年鸦片战争暴发将近200年中，见于史书记载的流行病就至少发生79次，严重威胁着人民的生命健康。现根据《清史稿》的记载，将鸦片战争前，清代流行病发生情况列表叙述（见表12）。

表12　清代（1840年前）流行病发生情况一览表

谥号或庙号	中国纪年	公元纪年	流行病发生情况
世祖（福临）	顺治元年	1644	怀来、龙门、宣化大疫。
	顺治九年	1652	万全大疫。
圣祖（玄烨）	康熙元年	1662	钦州、余姚大疫。
	康熙七年	1668	内邱大疫。
	康熙九年	1670	灵州大疫。
	康熙十二年	1673	新城大疫。
	康熙十三年	1674	疫疠盛行。
	康熙十六年	1677	上海、青浦、商州大疫。
	康熙十九年	1680	苏州大疫，溧水疫。
	康熙二十年	1681	晋宁、曲阳大疫。
	康熙二十一年	1682	榆次大疫。
	康熙二十二年	1683	宜城大疫。
	康熙三十一年	1692	郧阳、房县、广宗、富平、同官、陕西、凤阳、静宁大疫。

谥号或庙号	中国纪年	公元纪年	流行病发生情况
	康熙三十二年	1693	德平大疫。
	康熙三十三年	1694	湖州、桐乡、琼州大疫。
	康熙三十六年	1697	嘉定、介休、青浦、宁州疫。
	康熙三十七年	1689	寿光、昌乐、浮山、隰州疫。
	康熙四十一年	1702	连州疫。
	康熙四十二年	1703	琼州、灵州、景州、曲阜、东晶、巨野、文登大疫。
	康熙四十三年	1704	南乐、荷泽、昌乐疫；河间、献县、章邱、东晶、青州、羌州、宁海、潍县大疫，福山瘟疫。
圣　祖	康熙四十五年	1706	房县、蒲圻大疫；崇阳疫。
（玄烨）	康熙四十六年	1707	平乐、永安州疫；房县、公安、沔阳大疫。
	康熙四十七年	1708	公安、沁源、灵州、武宁、蒲圻、凉州大疫。
	康熙四十八年	1709	胡州、桐乡、象山、高淳、太湖、潜山、南陵、铜山无为、东流、当涂、鞫州、江南大疫；溧水、青州疫
	康熙四十九年	1710	湖州疫。
	康熙五十二年	1713	化州、阳江、广宁大疫。
	康熙五十三年	1714	阳江大疫。
	康熙五十六年	1717	天台疫。
	康熙六十年	1721	富平、山阳疫。
	康熙六十一年	1722	桐乡、嘉兴疫。
	雍正元年	1723	平乡在疫。
	雍正二年	1724	阳信大疫。
世　宗	雍正四年	1726	上元、曲沃、大浦、献县疫。
	雍正五年	1727	揭扬、海阳、澄海、黄冈大疫，汉阳、钟祥、榆明疫。
（胤禛）	雍正六年	1728	武进、镇洋、崇阳、蒲圻、荆门、山海卫、郧西大疫。常山、太原、井陉、沁源、甘泉、获鹿、枝江、巢县疫
	雍正十一年	1733	镇洋、上海、宝山大疫，昆山疫。
	乾隆七年	1742	无为疫。
	乾隆十年	1745	枣阳大疫。
	乾隆十二年	1747	蒙阴大疫。
	乾隆十三年	1748	泰山、曲阜、胶州、东昌、福山、东平大疫。
高　宗	乾隆十四年	1749	青蒲、武进大疫，永丰、溧水疫。
	乾隆二十一年	1756	湖州、苏州、娄县、崇明、武明、泰州、通州、凤阳大疫。
（弘历）	乾隆二十二年	1757	桐乡、陵川大疫。
	乾隆二十五年	1767	平定、嘉善、靖远大疫。
	乾隆三十二年	1760	嘉善大疫。
	乾隆三十五年	1770	兰州大疫。
	乾隆三十六年	1771	值 大疫，设局施药……

谥号或庙号	中国纪年	公元纪年	流行病发生情况
高宗 （弘历）	乾隆四十一年	1775	武强大疫。
	乾隆四十八年	1783	瑞安大疫。
	乾隆五十年	1785	青蒲大疫。
	乾隆五十一年	1786	泰州、通州、合肥、赣榆、武进、苏州、日照、范县、莘县、莒州、东光大疫，昌乐疫。
	乾隆五十五年	1790	镇番、云梦大疫。
	乾隆五十七年	1792	黄梅大疫。
	乾隆五十八年	1793	嘉善大疫。
	乾隆六十年	1795	瑞安大疫。
仁宗 （颙琰）	嘉庆二	1797	宁波大疫。
	嘉庆三	1798	临邑大疫。
	嘉庆五	1800	宜平大疫。
	嘉应十	1805	东光、永嘉大疫。
	嘉庆十六	1811	永昌大疫。
	嘉庆十九	1814	枝江大疫。
	嘉庆二十	1815	泰州、东阿、宣州疫，武城大疫。
	嘉庆二十一	1816	内邱大疫。
	嘉庆二十三	1818	诸城大疫。
	嘉庆二十四	1819	恩施大疫。
	嘉庆二十五	1820	桐乡、太平、青蒲、东清、嘉兴大疫，永嘉大瘟疫流行。
宣宗 （旻宁）	道光元年	1821	任邱、冠县、武城、范县、登州府属、东光、元氏、新乐、通州、济南、东阿、武定、滕县、济宁州、东亭、滦州、内邱、唐山、蠡县、望都、南宫、曲阳、武强、平乡、日照、沂水大疫，巨野疫，青县时疫大作；清苑、定州瘟疫流行。
	道光二年	1822	无极、南乐、临榆、宜城、安定大疫，永嘉疫。
	道光三年	1823	泰州、临榆大疫。
	道光四年	1824	平谷、南乐、清苑大疫。
	道光六年	1826	治化疫。
	道光七年	1827	武城疫。
	道光十一年	1831	永嘉疫。
	道光十二年	1832	武昌、咸宁、潜江、黄陂、汉阳、宜都、石首、崇阳、松滋、应城、黄梅、公安大疫，监利、蓬莱疫。
	道光十三年	1833	诸城、乘县、宜城、永嘉、日照、定海厅大疫。
	道光十四年	1834	宣平、高淳大疫。
	道光十五年	1835	范县大疫。
	道光十六年	1836	青州疫，海阳、即黑大疫。
	道光十九年	1839	云梦大疫。

注：1840 年以后的流行病未做统计。

中篇 疫病史鉴

通过表 12 可以看出，清代流行病是比较猖獗的。清初，顺治、康熙、乾隆等皇帝采取怀柔政策，以医药为手段，曾对流行病采取了预防和控制的措施。顺治十一年（1654 年）在景山东门外盖药房三间，瘟疫流行时，委太医院官散发药物。康熙十三至十六年（1674—1677 年），"疫疠盛行，广施药饵，全活无算"。康熙二十年（1681 年），又在五城设药厂 15 处，为百姓免费治病。康熙三十一年（1692 年）冬十月己卯又诏曰："秦省比岁凶荒，加以疾疫，多方赈济，未苏积困，所有明年地丁税粮，悉予蠲免。从前逋欠，一概豁除，用称朕子惠元元至意。"康熙四十七年（1708 年），皇帝"值岁饥，疫甚，周历村墟，询民疾苦，请赈贷，全活甚众"。康熙皇帝在位 61 年，共发生过 28 次流行病，尽管也曾采取了一些措施，但毕竟是杯水车薪，不能从根本上得到控制。乾隆时期，对于流行病也曾采取了一些防治措施。如乾隆元年（1736 年）三月谕总理事务大臣曰："闻黔省地方，春夏之交，多有瘴气。今当用兵之时，朕心深为轸念。着将内制平安丸、太乙紫金锭药物，多多预备，……分给各路军营，以备一时之用，毋得稽迟。"乾隆三年（1738 年）四月，广东督抚鄂弥达奏请定四省边瘴各病故官员回籍拯恤之例，并要求酌量加恩。皇帝曰："朕意与其加恩拯恤于身后，何如设法保全于生前。"又奏："粤西烟瘴各缺，水土最为恶毒……请于广东等省人员内拣发委署，以备将来调补之用。其现任各员，有身染瘴疠告病者，旧例在省调理，不准回籍。……请嗣后准其回籍调理，病痊，由原籍给咨赴部引见，请旨补用。……不能回籍者，著该督抚，酌量赏给返乡路费，量加拯恤。"这些奏请都得到了皇帝的恩准。此外，在流行病发生时，皇帝也常诏敕施散药物，如乾隆三十六年（1771 年），"值大疫，设局施药施瘵……"乾隆皇帝在位 60 年发生过流行病 19 次。尽管采取的防治措施不止上述这些，但是对于流行病的猖獗蔓延，这些措施显得很不得力。就整个清朝而言，防治流行病的工作，总地来说，是很不够的。尤其乾隆以后，这项工作逐步松弛，故给人民生命健康带来了巨大损失。

（八）小结

两汉以来，中国人民在防治流行病方面积累了宝贵的经验。尽管古代的科学技术很不发达，更没有发现细菌、病毒等，但劳动人民群防群治中的创见有许多是值得当今借鉴的。比如:(1)隔离治疗,阻断传染。汉元始二年(公元2年)就已采取隔离措施,并设立"临时时疫医院",切断传染源,此后历代效仿,至今也是一条根本措施。(2)颁布医方,群防群治。古代没有电视,只有在村坊要路立牌晓示或编撰一些"简要济众方""广利方"等引导群众运用,客观上增强了机体抵抗力,控制了瘟疫蔓延。(3)开仓放粮,减免租税。这些措施都是让百姓能得到休息,且有粮则稳。(4)巡视散药,赐棺埋瘗。未感染者送药预防,一旦死亡,政府免费制棺深埋。(5)政府重视,全国动员。防疫事业历来靠政府,如北宋仁宗赵祯将自己用的珍贵药材"通天犀"碎之和药以救民疫。此外,尚有官员、文豪、富户捐赠。如苏轼在杭州大疫时,捐黄金五十两建"病坊",活者甚众。瘟疫流行,官员"损膳减乐"。(6)禁止人员聚集。以上可以看出,当今所采取的措施古代多曾采用过。但现在有党和政府的高度重视,科学技术更为发达。我们以史为鉴,防治新冠病毒肺炎,一定能最终取得胜利。

(梁　峻)

三、中国近代防疫对策

(一)中国近代传染病流行状况

近代中国危害人们生命和健康最为严重的传染病有霍乱、细菌性痢疾、伤寒、天花、斑疹伤寒、猩红热、白喉、鼠疫、结核等。从下面的一组数据中可大致反映出它们的流行情况和危害程度。

鼠疫:1893、1901、1907、1910、1917年的年发病人数在4万以上,其余各年也超过万人。1893—1984年鼠疫死亡者达10万;1910—1911年东北鼠疫流行延及华北,死亡者6万余;1917—1918年内蒙古、陕西、山西鼠疫流行,死亡者近5千。

霍乱:霍乱是1817—1823年第一次世界霍乱大流行期间传入我国的,

至新中国成立前，霍乱在我国的流行十分频繁，比较严重且有详细记载的就有 60 次以上。1925 年霍乱患者的病死率高达 30%，1931 年上海霍乱患者的病死率在 13%。

伤寒：1926—1932 年，北京伤寒死亡率为 10 ～ 30/10 万，病死率为 30% ～ 40%。

白喉：据李庆坪考证，从 1785—1909 年我国有 12 次白喉流行。在 1935—1940 年北平几家主要医院的病例数为 1895 例，死亡 476 人，病死率为 25%。

天花：近代天花的流行十分频繁，而且每隔几年还有一次大流行，每年因患天花死亡的人数以万计，1933—1944 年全国的天花患者约有 38 万。

猩红热：猩红热在中国十分严重。可能是因为最近才传入中国的原因，在中国的死亡率高于欧洲国家。据 Sh George New-man 的报告说，在英格兰该病的死亡率为 1.1%，而在中国的死亡率则为 18.2%，每 43 名中国患者就有 10 名死亡。对于这种疾病中国人还没有产生抵抗力。

结核：据南京结核防治院袁贻瑾估计，20 世纪 50 年代末，我国结核的患病率为 2% ～ 3%，死亡率为 200 ～ 300/10 万，是我国疾病死亡的最重要原因之一。

结膜炎：西方国家已经采取了有效的措施来控制这种疾病，但是中国依然没有采取官方公共手段，所以导致了难以言传的痛苦。北平协和医科大学的 W.P.Ling 博士一项有关致盲因素的调查，发现其中有 37.5% 是结膜炎引起的；如果采取积极的措施来防治结膜炎，就会使许多人避免眼盲，估计在中国共有 868000 名盲人。

19 世纪，西方国家在经历工业化、都市化过程中出现了流行病、职业病、环境污染等问题后，深刻地意识到"医学与公共事务之间有着千丝万缕的联系"。医学改革的代表人物诺伊曼（Solomom Neumann）提出了"医学科学的核心是社会科学"的观点。魏尔啸也指出："医学与其说是一门自然科学，不如说是一门社会科学。"西方国家在控制传染病方面所采用的有效方法就是社会化的预防措施。西方国家的医学社会化进程，为解决传染病等一系列影响整个社会的卫生问题提供了一个行之有效的模式。例如，英国卫生法规的颁布和实施对婴幼儿死亡率变化的影响，清楚地显示了两者间的相互关联。

清末民初时期，我国对西方公共卫生在疾病预防方面的重要作用已有所了解。晚清改良派人物郑观应在《中外卫生要旨》（1890 年）中介绍了"近时伦敦内各处开沟泻水、放出污秽之物，用各种保身之法，每年一千内死者 20 人"的情况。留学日本爱知医学专门学校的杨焕周在"上巡按使禀"中列举了法国创设保健卫生会议、德国建立消毒所、奥地利开设隔离病院，以及匈牙利、意大利、比利时等国的新型卫生建制在传染病控制方面贡献的同时，提出我国也应"萧规曹随，极力仿效"。近代著名医学家伍连德在《论中国当筹防病之方实行卫生之法》一文中提出了设置中央卫生总机关，通过立法建立传染病报告、出生和死亡报告制度的意见。

（二）传染病防治在新型卫生保健制度建立中的作用

1. 鼠疫防治：公共卫生的开端

鼠疫被称为烈性传染病，在人类历史上曾有过三次大流行。第一次在公元 6 世纪的欧洲，当时称之为"热病"，约 1 亿人因染此病死亡。第二次是中世纪欧洲的"黑死病"，死亡人数占了当时欧洲人口的四分之一。第三次从 19 世纪末持续到二战结束时，受染国家达 23 个，死亡者约 1500 万。

我国现代预防医学开始于 1911 年的鼠疫防治。1910—1911 年东北地区疫病，约 6 万人染病死亡。清政府注意到传统医学在控制疫病方面几乎无能为力，甚至有医生因缺乏预防知识，在为病人诊治的同时也染上了疾病。因此，清政府委派留学回国的伍连德前往哈尔滨主持防治工作。伍连德在哈尔滨通过尸体解剖证实了这场疫病为鼠疫，采取了一系列严格的隔离、检疫措施，鼠疫得到了有效的控制。1911 年 4 月，伍连德在沈阳主持召开了我国历史上的第一次国际医学会议——国际鼠疫大会，一些国际著名医学家出席会议，这次会议的最重要结果就是北满防疫处的成立。北满防疫处在哈尔滨建立了一家隔离医院和一个卫生中心，医院装备有现代化的细菌实验室。没有流行病发生时，医院可作为普通医院。类似的隔离病院在同江、黑河和牛庄（营口）等地也相继建立。防疫机构的建立对东北地区流行病控制发挥了重要作用，至 1919 年，一直没有大流行病发生。

北满防疫处在霍乱防治方面也发挥了积极作用。如在 1922 霍乱疫情严重时，东北地区的死亡率为 14%，而在其他地区死亡率为 16%，并且持续时间长。

2. 西方卫生防疫制度的引进

（1）防疫检疫机构的设立

实际上，在北满防疫处建立之前，清政府已于 1905 年在巡警部警保司下设卫生科，这是我国政府机关第一次出现专门管理公共卫生的机构。1906 年，谕旨改巡警部为民政部，设有卫生司。卫生司下设三科，检疫科为一科，职掌为预防传染病、种痘、检霉、停船检疫。但是这些机构由警察管理，后添六品、七品医官之缺，并未补人，故卫生防疫检疫仅流于形式。辛亥革命以后，废太医院，内务部警政司设卫生科，1916 年改为卫生司。内务部卫生司执掌传染病、地方病的预防及预防接种以及其他卫生事项，中央卫生建制确立。1912 年广东省卫生处成立，由爱丁堡大学医学院毕业的李树芬任处长，在他 1913 年的工作报告中可以发现，控制传染病是卫生处最主要的工作。其报告要点为：① 8 种传染病的报告；②传染病污染地区的消毒和清洁；③死鼠的收集和检验；④预防鼠疫；⑤预防天花；⑥隔离麻风病人；⑦死亡登记。北京、天津、福州、青岛、杭州等地也相继建立了卫生机构和隔离病院。新型防疫检疫机构的建立在传染病控制方面发挥了重要的作用。

（2）预防传染病的卫生法规

控制传染病需要全社会的共同努力，因此是亟待解决的问题之一。1916 年 3 月，北洋政府内务部公布了《传染病预防条例》，列出规定的传染病为 8 种：虎列剌（即霍乱，Cholera）、赤痢（即痢疾，Dysentery）、肠窒扶斯（即肠伤寒，Typhusab-dominalis）、天然痘（即天花，Variola）、发疹窒肤斯（即斑疹伤寒，Typhusexanthemata）、猩红热（Scarlatina）、实扶的里（即白喉，Diphtherie）和百斯脱（即鼠疫，Pestis）。条例还规定了传染病预防的措施、传染病报告等条款，共 25 条。1918 年 1 月，又公布了《检疫委员会设置规划》《火车检疫规则》和《清洁方法消毒方法》等法规。南京国民政府成立后，卫生部于 1928 年 12 月公布了一个试行的卫生法规《卫生行政系统大纲》，同时还公布了一批有关传染病预防、环境卫生管理、食品卫生管理及接生婆管理等条例和法规，其后又陆续增设中央卫生试验所、西北防疫处、蒙绥防疫处、公共卫生人员训练所及各海关检疫所等机构。

表 13　与控制传染病有关的法规或条例

条例	颁布时间	颁布部门
传染病预防条例	1916.1.3	内务部
检疫委员会设置规则	1918.1.16	内务部
火车检疫规则	1918.1.16	内务部
清洁方法消毒方法	1918.1.25	内务部
传染病预防条理实行细则	1928.10.30	
污物扫除条例	1928.5.30	内务部
污物扫除条例施行细则	1928.6.9	内务部
屠宰场规则	1928.8.15	部令公布
屠宰场规则实行细则	1928.8.15	部令公布
种痘条例	1928.8.29	部令公布
牛乳营业取缔规则	1928.10.20	部令公布
饮食物防腐剂取缔规则	1928.10.20	部令公布
清凉水营业者取缔条例	1928.10.20	部令公布
饮食物及其用品取缔条例	1928.10.20	部令公布
传染病预防条例施行细则	1928.10.30	卫生部
防疫人员恤金条例	1929.2.1	卫生部
省市种痘传习所章程	1929.2.13	卫生部
防疫人员奖惩条例	1929.2.28	卫生部
饮食物用器取缔规则	1928.10.20	部令公布
饮食品制造场所卫生管理规则	1929.8.14	卫生部
中央防疫处组织条例	1930.3.20	卫生部
海港检疫章程	1930.6.28	卫生部
海港检疫消毒蒸熏及征费规则	1930.6.28	卫生部
海港检疫标示旗帜及制服规则	1930.6.28	卫生部
传染病预防条例	1930.9.18	卫生部
西北防疫处暂行组织章程	1933.6.2	内政部
蒙绥防疫处暂行组织章程	1933.6.8	卫生署
修正市生死统计暂行规则	1934.11.17	内政部
海港检疫所组织章程	1936.1.18	国民政府指令修正案

中篇　疫病史鉴

上述卫生法规的颁布对防止传染病传播起到了积极作用。

（3）国际联盟卫生组织对中国卫生建制的贡献

成立于1920年的国际联盟（The League of Nations）是第一次世界大战后建立起来的一个国际性的组织。国际联盟卫生组织（The Health Organization of the League of Nations）是联盟的三个技术机构（经济、交通和卫生）之一，下设顾问委员会和卫生委员会，顾问委员会由统一巴黎的国际公共卫生事务所行其职权，卫生委员会则为联盟的常设机构。卫生委员会以解决国际间各项疑难卫生问题为目的，推动与各国卫生行政当局的合作，派遣技术团指导公共卫生事业以促进各国的公共卫生事业。

国联卫生组织设有疫况及生命统计机构，负责搜集和分析各国法定传染病的发病和流行情况。它还设有专门委员会，聘请专家加入，开展疾病的预防工作，这些机构的工作有力地推动了世界公共卫生事业的发展。如1920年成立的流行病委员会，在控制俄国、波兰等国发生的霍乱和伤寒的流行中发挥了积极的作用。中国是国际联盟成员国之一，我国的卫生保健体制的建立与国际联盟卫生组织的指导和帮助有关。

1929年9月，南京国民政府卫生部正式向国联卫生组织提出请求，希望国联卫生组织派一个团来中国进行港口卫生和海港检疫考察。11月，拉西曼率国联卫生组织考察团来华，视察了南京、杭州、上海、青岛、大连、沈阳、天津、北平、厦门、广州、香港等我国的主要港口和城市，此外也视察了一些小城镇及乡村。考察团于1930年初离开中国。回日内瓦后，拉西曼向国联卫生组织提交一份报告并得到批准。报告的主要内容包括：①国联卫生组织与南京国民政府卫生部合作解决中国的卫生问题；②国联卫生组织协作改组中国港口检疫组织；③在杭州建立一所示范性的国立医院；④推动中国医学教育的系统化；⑤协助建立中央卫生设施实验处；⑥与设在新加坡的远东疫况情报局密切合作。

1929年12月，南京国民政府批准了国联卫生专家和我国专家共同拟定的建立中央卫生设施实验处的计划。该处从创建至抗战前6年时间里开展了大量的工作，例如，进行了疟疾、血吸虫病、黑热病、鼠疫等重要传染病和寄生虫病的调查与防治；建立了若干市、县的防疫机构；着手部分地区的卫生工程的筹建；制订了生命统计制度；开展了妇婴卫生、学校卫生和卫生教育工作及培养各类专业人员。该处的工作推动了我国公共卫生事业的发展。

3. 海港检疫权的收回

早在 1863 年我国就成立了海关医务所，负责海港检疫等工作。由于各港的检疫权掌握在外国医生及外国领事税务司之手，缺乏统一管理，而且每当有传染病发生，他们往往只求于外人无碍，对于我国居民则无所计较。再加上各海关由利害关系不一致的领事们组成指挥部门，疫情消息往往须经过相当长的时间，其他港口才能获得疫情消息。在此期间，传染病已经蔓延开来。这种体制不仅严重地妨碍对疫情的控制，也影响到主权国家的声誉，我国医学家曾多次提议收回海口检疫权。

1930 年，中国政府独立设置海港检疫机构，由卫生部主持拟订全国《海港检疫条例》，伍连德被任命为新成立的海港检疫处处长。1930 年 6 月28 日，卫生部公布了我国第一个全国性的《海港检疫章程》，该章程分 9章，共 72 条，对海港检疫的定义、区域指定、检疫总则、各种传染病的处置办法、检疫程序等都做了详细的规定，与此同时还公布了《海港检疫消毒蒸熏及征费规则》和《海港检疫标式旗帜及制服规则》，并通令全国各口岸分别施行，这标志着我国正式收回海港检疫权。

（三）新卫生保健体制下传染病防治的成效

1. 防疫机构的建立

从 1911 年至 1930 年的 20 年间，我国已建立了一定规模的控制传染病的防疫体系，如建立了中央和各省的防疫机构，一些大中城市设立了传染病院或隔离病院，创办了中央卫生实验处、热带病研究所等传染病研究机构，以及成立了公共卫生委员会、公共卫生教育联合会。这些机构的建立意味着预防医学在中国建制化的完成，同时也意味着西医的卫生保健体制占据了中国卫生保健体制的主导地位。

2. 观念转变

中国预防医学建制化不仅使我国的传染病防治迈入了现代科学领域，而且它在传染病防治方面的成功也使得人们逐渐对公共卫生的热情增高。

在大中城市的中小学中开展了卫生教育，通过开办自然博物馆，举行公共卫生展览等，让公众进一步获得了卫生知识。新的防病知识引起了公众极大的兴趣，人们认识到，如果讲卫生的话，就会消灭传染病。各卫生机构也编印了大量宣传手册以低价出售，内容包括：中国城市的卫生，家庭卫生，结核、霍乱及天花等疾病的防治。通过传染病防治知识的大力宣传，人们的卫生观念逐渐发生了改变。

3. 传染病控制的成效

20世纪30年代初，中国总体健康水平有所提高。主要表现在大的流行病在次数和强度上已明显减少，如通过预防接种和供应清洁的饮用水，霍乱或霍乱性腹泻的发病率和死亡率逐渐减轻。由于居民开始饮用井水而不是河水，所以患痢疾的人数大大减少了。国人开始重视接种疫苗的重要性，全国范围内虽然依然流行天花，但是程度要比以前轻，如1929—1937年北京市第一卫生区传染病死亡率统计表便证明了这一点。见表14。

表14　1929—1937年北京市第一卫生区几种重要传染病的死亡率

	1929	1930	1931	1932	1933	1934	1935	1936	1937
白喉	0.6		0.8	0.6	0.9	1.01	0.2	0.6	0.9
猩红热	1.5		12.5	5.0	0.6	0.6	0.9	12.3	1.0
天花	0.2		0.2	2.5	0.8	0.18	0	3.1	0.2
鼠疫	0		0	0	0	0	0	0	0
伤寒或类伤寒	2.1		1.6	1.9	0.3	0.3	0.4	0.1	0.4
霍乱	0.2		0	1.9	0	0	0	0	0

虽然1949年以前，由于内战不断，整个国家社会经济发展和人民生活水平增长缓慢，传染病控制并不理想，但是我国医学家在建立我国新型卫生体制、改善传染病防治方面所做出的努力是值得肯定的，他们的探索性工作和创建的预防模式为后来的疾病防治奠定了基础。

（张大庆）

四、新中国防疫举措

（一）成立卫生防疫站

新中国成立以来，在总结中外防疫经验教训的基础上，先后采取了一系列重大举措。解放初，借鉴苏联经验建立卫生防疫站。1954年卫生部颁布《卫生防疫站暂行办法和各级卫生防疫站人员编制》文件，规定了卫生防疫站的任务。20世纪60年代初，随着国民经济的逐步恢复，加之防治副霍乱工作的需要，卫生防疫站得到加强。省市卫生防疫站下普遍建立实验室，群众性防治和实验室结合，专业性防治技术不断提高，在人民群众中提高了信誉。1964年，卫生部颁发《卫生防疫站工作试行条例》，提出工作条件、设备条件、技术人员条件三配合建站方针，既是卫生防疫学科建设新起点，又是卫生防疫站建设的科学基础。尽管"文革"期间曾撤、并、关、停，但仍然对以后的发展起到奠基作用。党的十一届三中全会以来，卫生防疫站逐步向专业化方向发展。1979年卫生部颁布《卫生防疫站工作条例》，把卫生防疫转向法制化管理。1983年颁布《食品卫生法》（试行）。1986年颁布《国境卫生检疫法》，这些举措都使卫生防疫法有了良好的开端。之后经过20多年的努力，全国卫生防疫工作取得显著成就。城市以预防"三废"为中心，农村以管水、管粪为中心，卫生防疫从根本上得到了加强。

（二）开展国境卫生检疫

1863年，为防止霍乱传入，中国开始设置口岸检疫。当年首先在上海、厦门，次年又在汕头、宁波，继而在开放口岸汉口、天津、广州、烟台等地相继设立检疫所。但遗憾的是，这一时期检疫事务实权掌握在外国人手里。1930—1939年国民党政府颁布《海港检疫章程》，有权宣布国外疫区并可相应采取检疫措施。

中篇 疫病史鉴

新中国成立后，中央政府召开交通检疫会，议定了检疫所规章、编制、领导和供给关系。据不完全统计，至 1988 年，全国设置了海港（包括江河）、航空和边境（陆地）检疫所、站共 119 个。

1950 年卫生部规定应检疫的 10 种传染病有鼠疫、霍乱、天花、斑疹伤寒、黄热病、流行性脑炎、鹦鹉热、雅斯病、麻风、炭疽。1957 年，《中华人民共和国国境卫生检疫条例》规定应检疫的 6 种传染病有鼠疫、霍乱、天花、黄热病、斑疹伤寒和回归热。1977 年经国务院批准，卫生部重新修订了《中华人民共和国国境卫生检疫条例的实施规则》。1979 年，中国政府正式承认《国际卫生条例》，检疫传染病减为 4 种：鼠疫、霍乱、天花和黄热病。1980 年卫生部颁发《国境口岸传染病监测试行办法》，将流感、疟疾、脊髓灰质炎、登革热、斑疹伤寒和回归热等 6 种定为监测传染病。1980 年全球宣布消灭了天花，因此应检疫的传染病减为 3 种。

1988 年，卫生部成立国境卫生检疫总署，卫生检疫手段逐步向现代化迈进，表现在如下方面：（1）提高检疫人员素质，开展科学研究，在疾病监测和卫生监督两个方面发挥作用；（2）强化立法，使国税检疫工作现代化；（3）简化进口检疫手续，增强国际交往；（4）设备仪器现代化，科学检疫，迅速准确。

（三）防控传染病

1955 年卫生部颁发《传染病管理办法》，规定需要管理的传染病为两类，共 18 种。甲类：鼠疫、霍乱、天花；乙类：流行性乙型脑炎、白喉、斑疹伤寒、回归热、痢疾、伤寒及副伤寒、猩红热、流行性脑脊髓膜炎、麻疹、脊髓灰白质炎、百日咳、炭疽病、波状热、森林脑炎、狂犬病。1978 年，卫生部重新制订颁发了《中华人民共和国急性传染病管理条例》，充实了传染病管理办法。1981 年我国加入世界卫生组织全球扩大免疫规划活动，1982 年颁发了《全国计划免疫条例》《1982—1990 年全国计划免疫工作规划》，修订了《儿童基础免疫程序》。1989 年，《中华人民共和国传染病管理法》规定：传染病分三类、34 种。甲类，强制管理：（1）鼠疫；（2）霍乱。乙类，严格管理：包括（1）病毒性肝炎；（2）细菌性和阿米巴性痢疾；（3）伤寒、副伤寒；（4）脊髓灰质炎；（5）麻疹；（6）百日咳；（7）白喉；（8）流行性脑脊髓膜炎；（9）猩红热；（10）流行性出血热；（11）狂犬病；（12）钩端螺旋体病；（13）布鲁氏菌病；（14）炭疽；（15）流行性和地方性斑疹伤寒；（16）流行性乙型脑炎；（17）黑热病；（18）疟疾；（19）登革热；（20）艾滋病；（21）淋病；（22）梅毒。丙类，监测管理：（1）肺结核；（2）血吸虫病；（3）丝虫病；（4）包虫病；（5）麻风病；（6）流行性感冒；（7）除霍乱和痢疾外的感染性腹泻；（8）流行性腮腺炎；（9）风疹；（10）新生儿破伤风。

新中国成立以来，在党和政府重视下，贯彻预防为主的方针，防控传染病工作有了很大进展。天花在我国已于1962年宣布消灭，古典霍乱已绝迹；人间鼠疫大部分地区（东北、内蒙古）经大规模灭鼠运动后，基本控制。黑热病、回归热、麻疹、白喉等大幅下降，血吸虫病、疟疾、结核等防治工作取得很大成绩。但是，也要看到：传染病仍然是危及人民生命和造成经济损失的主要病种，譬如当前暴发的新冠病毒肺炎就是例证。此外，艾滋病也有不断上升的趋势，另如已基本控制的老传染病近年也有回升，如霍乱、血吸虫病、黑热病等。某些传染病不断从国外传入我国，如登革热等。所有这些，都为我们敲响了警钟。因为环境变化，人与自然的关系也在不断变化。科学技术发展，人类抵御疾病能力增强的同时，疾病谱也在不断变化，不断变化着的生命世界给人们提出一个又一个难题。在防治工作方面，也将存在长期复杂的斗争。这就告诫人们，新冠病毒肺炎并不可怕，可怕的是人们防疫思想的松懈。

（梁　峻）

中篇　疫病史鉴

下篇　疫病史籍

中医古籍文献是中医之"根"。中医药治疗主要是在继承前人经验的基础上，对丰富的古今疫病文献进行深入研究，挖掘整理中医药防治疫病的规律，对防治现代新发、突发传染性疾病具有重大的指导意义。以下为笔者择选部分古代治疗疫病的代表性古籍文献，旨在抛砖引玉，以期为读者提供原始指引。

（一）《瘟疫论》

又称《温疫论》，是中国第一部系统研究急性传染病的医学书籍。作者为明朝末年的医学家吴有性，撰于崇祯十五年（1642年）壬午。这是中医温病学发展史上具有划时代意义的标志性著作，是中医理论原创思维与临证实用新法的杰出体现。该书分上下两卷，上卷载文50篇，阐述瘟疫之病因、病机、证候、治疗，并从多方面论述温疫与伤寒的不同；下卷载文36篇，着重论述温疫的兼证，有数篇论述温疫名实和疫疠证治。

《温疫论》提出疫病的病因是非其时而有其气，认为伤寒等病是由于感受天地之常气而致病，而疫病则是感天地之疫气致病，将瘟疫与其他热性病区别开来，从而使传染病病因突破了前人六气学说的束缚。《温疫论》在我国第一次建立了以机体抗病功能不良，感染戾气为发病原因的新论点；指出戾气的传染途径是通过空气与接触，由口鼻进入而致病；还指出戾气有特异性，只有某一特异的戾气才引起相应的传染病；认为疔疮、发背等外科病是由于杂气感染，而不是由于火。《温疫论》也十分重视机体抵抗力的重要性，认为正气充满，邪不可入，机体抵抗力强，则虽有接触传染的可能，但不大会发病。假如本气适逢亏欠，呼吸之间，外邪因而乘之，机体抵抗力减低，又受到传染，则可发病。书中对温疫免疫性的论述很是绝妙，说："至于无形之气，偏中于动物者，如牛瘟、羊瘟、鸡瘟、鸭瘟，岂但人疫而已哉？然牛病而羊不病，鸡病而鸭不病，人病而禽兽不病，究其所伤不同，因其气各异也。"

《温疫论》记载了不少治疗传染病的新方法。如书中认为传染病初起宜用达原饮，等到病深一些，即所谓邪毒犯胃时，即不厌急证急攻，这些方法都为后世传染病的治疗奠定了基础。《温疫论》对后世的影响很大，清代一些著名医家如戴北山、杨栗山、刘松峰、叶天士、吴鞠通等，都或

下篇 疫病史籍

多或少地在《温疫论》的基础上有所发挥，有所创造。

（二）《瘟疫辨论》

温病类中医文献，1 卷，刊于清康熙四十九年（1710 年），作者为清人马印麟。本书对瘟疫的病因、病机、病证及治疗方药进行了全面论述，其学术思想与明代吴有性之《温疫论》一脉相承，论述亦大致相同。

（三）《瘟疫发源》

此书是一部专门研究五运六气与以瘟疫为主的疾病相关性的著作。作者马印麟，撰于雍正三年（1725 年）。马印麟认为，自古以来张仲景、刘河间、李东垣、朱丹溪可谓岐黄之四大明师，但"唯有瘟疫一门而未尝发明受病之由"，导致"凡遇瘟疫之症，流行颠倒差乱，误人多多"。后来，马氏在青州医药世家张宗玉处得其所藏张景岳《类经》，对其中的五运六气之说十分赏识，认为如果能明五运六气之至要，则可知为瘟疫时症之根源，故书名为《瘟疫发源》。此书成书之后，存放了三十余年，在此期间马氏注意观察运气与瘟疫发生的关系，认为是"屡验屡效"，所以才将此书刊刻出版，并将观察结果附在书前。

《瘟疫发源》是一部明清以来较为实用的运气学、温病学著作，然而成书以来刊刻甚少，流传不广，实与运气学说晦涩难通有极大关系。

（四）《广瘟疫论》

又名《瘟疫明辨》，温疫著作，4 卷，另附方 1 卷。清代戴天章撰，约成书于康熙十四年（1675 年）。本书为吴又可《温疫论》的推广发挥本，主要论述病发于里的温热病的辨证论治，对伏气温病的脉因证治阐发有突出贡献。书中着重研究伤寒与瘟疫的辨证，特别是早期症状的鉴别，不仅提出瘟疫早期诊断要点，并详述常见证、疑似证、危重证、后遗证、兼夹证，对每证的病理、鉴别、主治方药均做了比较精确的分析。证之临床，多切实用。本书论瘟疫病机与兼夹诸证较吴氏详备，概括治瘟疫五法亦较《温疫论》明晰。

《广瘟疫论》对伏气温病的脉因证治阐发有突出贡献。恽铁樵评价《广瘟疫论》说："温病以戴北山之书为最，其好处在于详言病状为主，不以侈谈模糊影响之病程为主。其言治法，能以公开经验所得，使人共喻为主，不以引证古籍炫博炫能为事。"

（五）《治疫全书》

温病类著作，6卷。成书于清乾隆四十一年（1776年），系《瘟疫传症汇编》之一。作者熊立品(1703—1780)，是名医喻嘉言的同乡，清代著名温病学家。少习儒学，兼习《灵枢》《素问》等医籍，后以医为业。他力学多才，博精医理，医术精湛，尤其对温疫的治疗最有心得。他在总结治疗温疫经验基础上，取吴又可治疫之书详细加以考订，参之以喻嘉言论温之说，著成《治疫全书》6卷。在完成《治疫全书》之后，复取痢疟之症，附以泄泻，编撰成《痢疟纂要》8卷，后又编撰《麻痘绀珠》6卷，三部书合编为《温疫传症汇编》。

《治疫全书》在温病学历史上承前人治疫之学，综各家治疫之脉证治，启后学之功显著。熊氏综前人治疫之大成，精究吴又可《温疫论》，并参考喻嘉言之论，抒己见，补充二氏之未逮，对防治温疫方药运用有自己特色。

（六）《伤寒瘟疫条辨》

又名《寒温条辨》，为温病理论著作，6卷，杨璿撰于乾隆四十九年（1784年）。作者深痛医界对病寒病温两者混淆不辨，泥于伤寒方药治温热病，贻患无穷。针对时弊，作者撰写了92则辨析之论，力辨温病与伤寒在病因、病机、证候及方药上迥异。全书条分缕析，力主寒温分立，故以《伤寒瘟疫条辨》为名。杨氏在温病学说脱离伤寒藩篱之初，发展了吴又可学说，大力推动建立完全独立的温病学说体系，并创设以升降散为首的治温15方，既发展了温病辨证论治理论，又切合临床实用，备受后世推崇。

作者广泛地继承前人的学术思想，并在其基础上加以整理、加工提高，建立了一套较完整的温疫病学术体系，在温病学方面做出了重大

157

贡献。

（七）《松峰说疫》

为温病通论著作。全书分为6卷，清代刘奎著于乾隆四十七年（1782年）。本书继《温疫论》之后强调了瘟疫之名义，总分为瘟疫、寒疫、杂疫三类，提出治疫症最宜通变、"瘟疫不可先定方"的主张，首倡瘟疫统治八法，不仅阐发了《温疫论》之下法，而且对汗、下、清、和、补等五法的临床应用，均阐明理、法、方、药及应用注意事项，突出辨证论治精神，并且所设方药实用便宜，补本草之所未备，其说独有见地，遂成一家之言。

《松峰说疫》明确了瘟疫分类，创瘟疫、寒疫、杂疫"三疫"学说，开阔了瘟疫学派的视野；阐述"瘟疫六经治法"，突出辨证论治精神；总结"瘟疫统治八法"，寒凉解毒为先；对疫病预防、传播途径的阻断及与易感人群隔离与消毒，也提出独到的措施和认识。

（八）《疫疹一得》

温病专书，2卷，清人余师愚撰于1794年。

作者以其父死于时疫，故究心于疫疹的临床研究，颇有心得，著成此书。全书重点论述疫诊证治，余氏擅长用石膏治疫疹、温病，曾有"非石膏不足以治热疫"的临床见解，并创用了清瘟败毒饮等效方，在一定程度上丰富和发展了疫诊治法。在发病方面，书中较多地谈到运气主病，现存稿本及清刻本。

《疫疹一得》一书治疫大法普惠世人，其临床实用价值不可估量。

（九）《辨疫琐言》

温病著作，为清代温病学家李炳之代表作。李炳宗张仲景《伤寒杂病论》，灵活并客观地将其理论应用于疫病的临床辨治过程中，但又不完全拘泥于先人，对吴又可《温疫论》中与其治疫观点不符之处大胆且客观公正地提出，有理有据。对于疫病之认识有其独到之见解，创立了临床治疫颇有效验的"清气饮"。李炳极其重视医学的实践性，经过缜密的临床观察及调查取证，验证了"大荒之后，必有大疫"的论点，并提出了具体依据，为后世研究疫病不仅提供了翔实可靠的临证经验，更为后世医者树立了谨慎临床、理必穷究之治学严谨的职业操守。李氏对《温疫论》中立论处方颇多异议，认为吴氏《温疫论》仍以伤寒法治温病，未能中病，主张以清轻开肺、芳香辟秽为主治疗疫病，并创用清气饮方。

《辨疫琐言》是中医学一部关于温疫病的著名专著，李炳在充分继承《黄帝内经》《伤寒杂病论》及吴又可《温疫论》等前人经验的基础上，又不囿于既有经验，而是充分结合自身丰富的临床经验，对温疫之病因、诊断、辨治及预防方面均予以总结、梳理，其理论精华对当今各种传染性疾病的辨证治疗仍具有重要的指导意义和较高的临床参考价值。

（十）《疫证治例》

温病著作，5卷。清代朱兰台融会众说，并结合个人的见解和经验撰成是书，刊于光绪十八年（1892年）。书中记述疫病、六经治例、瘟病治例以及多种疫证、杂证等内容，并附若干医案，还创制了芦根方等有效方剂。

《疫证治例》论疫以张仲景六经为主，融会诸家学说，参以己见和经验，有一定的临床参考价值。

（十一）《杂疫证治》

温病著作，2卷。清代作品。不著撰人（或题清·刘一明辑），撰年不详，现存最早为1820年刊本。所谓"杂疫"，亦即广义的瘟疫。此书主要根据《松峰说疫》《敬信录》等书记载，论述杂疫72证证治。

《杂疫证治》一书所述治法包括方药、外治、针灸等，其中不乏方士口授、村老传闻的民间效方和疗法，可供临床参阅。

（十二）《温热暑疫全书》

温病著作，4卷，清代周扬俊撰，刊行于清康熙十八年（1679年）。

下篇 疫病史籍

本书以吴又可《温疫论》为底本而修饰之，将温病、热病、暑病、疫病依次分卷论述，选辑《伤寒论》《温疫论》等有关原文加以注释发挥，参阅温病诸家的学术见解、特点和成就，结合个人见解，详细分析各种证候并确立其治法，更附前人医案作为临证借鉴。

《温热暑疫全书》在刊刻过程中得到了薛生白、吴正功二位名医的校核而问世。该书是周氏的力作，全书平正通达精要，在温病学方面给后人不少启示。

（十三）《防疫刍言》

温病类著作。不分卷。清代曹延杰（字彝卿）撰，约刊于清宣统三年（1911 年）。全书分《临时治防》《先时预防》两编，记载霍乱、痢疾、猩红热、天花、麻疹、流脑等十八种急性传染病的预防方法。其中以宣传人人皆知卫生，断绝疫源为要法，临时治防结合、先时预防为宗旨。末附救疫速效良方等，载述针刺、刮痧等治疫方法。

《防疫刍言》是在大灾大疫之后刊行，对于当时疫病的治疗有很强的指导作用。全书针刮之法丰富翔实，对针灸学有指导意义，其治疗特色及防疫措施对于现代流行病的预防仍有重要启示。

（十四）《时疫温病气运徵验论》

为李天池先生所著，1919 年维新印务局印制。该书以天火、人火而区分瘟疫为客病、标病、温病为主病、本病，自成纲目，对《内经》义理的阐发颇合临证治疫之用。治疫之法次第有序，传五花傩疫饮、洗肠涤胃五根饮等治疫良方，初起多用花药以散疫之邪火，中期多用根药当泻早泻以逐疫毒，后期药食双调以养阴生津、顾护脾胃，其治疫经验值得深刻领会。

（十五）《疫证集说》

温病著作，4 卷，附补遗 1 卷。清末余伯陶编，刊于 1911 年。本书选集古今百余种有关疫证的文献，取其论辨治法。内容简要，但条理不够清楚，可作为疫证的临床研究参考。

（十六）《痧胀玉衡书》

清代郭志邃撰的一本温病类中医文献，成书于清康熙十四年（1675年）。该书上卷载痧胀发蒙论、痧胀要语及痧胀脉法，中卷列各痧症症状，并附以治疗验案，下卷列各痧症备用要方。书中详载刮痧之法及放痧十法，所载方药包括汤、丸、丹、散各剂凡五十六方，便用七方及绝痧方，收录治痧药七十余种，可称为痧症全书。

《痧胀玉衡书》中王庭序云："右陶治痧之法，于是书乎圣，而世人将读是书以治痧。"后世治痧症者多宗其说，所载刮痧、放痧之法，多渊于此。

（十七）《治鼠疫法》

防治鼠疫的专著。作者吴宣崇，字子存，清代广东吴川县人，生平不详。光绪庚寅辛卯年间 (1890—1891)，广东鼠疫盛行，吴氏收集附近各处防治鼠疫所用的经验良方，于 1892 年辑成《治鼠疫法》一书。本书内容包括鼠疫原起、避法第一、医法第二等三部分，详细记述了当时鼠疫流行期间的种种现象、辟疫方法，收录了一些医家如梁光甫、许善亭、罗芝园等治疗鼠疫的有效方剂和几则民间验方。

《治鼠疫法》最早提出了凉血、解毒、泄热治疗鼠疫的学术观点，但原书已佚，且缺乏系统的理论阐释。

（十八）《鼠疫汇编》

鼠疫专著，清代罗汝兰（芝园）撰，初刻于 1891 年。罗氏受王清任《医林改错》启发，认为鼠疫"无非热毒迫血成瘀所致"，在书中详细描述了鼠疫的各种症状，将王清任所立的解毒活血汤原方枳实改为川朴，易名为加减解毒活血汤，随症加减用治鼠疫，较有效验，为其后医家所推崇。

《鼠疫汇编》论述鼠疫理法方药完备，是中医治疗鼠疫史上现存最早的具有系统性的鼠疫专著。

下篇 疫病史籍

（十九）《鼠疫抉微》

鼠疫专著，不分卷，清末余德壎撰，刊于1910年。作者以郑肖岩《鼠疫约编》为基础，参考诸家学说，对鼠疫源流、病情、辨证、治法及方药等加以阐论和发挥，其中融会了作者一些新的学术见解，末附罗芷园、郑肖岩等鼠疫医案35则。

（二十）《疠疡机要》

麻风专著，3卷，明·薛己撰。约刊于16世纪中叶。本书对麻风病的本症、变症、兼症与类症的辨证治疗等予以全面阐论和辨析，尤其可贵的是本书收载麻风病治疗验案较多，论述病候条目比较清晰。

（二十一）《疫痧草》

治烂喉丹痧之专书，3卷，清·陈耕道著，刊于嘉庆六年(1801年)。该书上卷为"辨论章"，阐述疫痧（猩红热）系因感染疫毒而致，即通过"气息传染"，有较强的传染性，并记叙了疫痧的一般病候及治疗原则；中卷为"见象章"，详述疫痧的症候，如发热、痧疹形式、舌苔、脉象、咽喉部症状及其他病症，如神昏、肌燥、气促、咳嗽、遗毒等；下卷为"汤药章"，订疏达、清散、清化、下夺和救液五种为其治疗之法则。

《疫痧草》列证详而慎，疗精而有常法，故为后世儿科医者奉为治疫痧之佳作，流传颇广。

（二十二）《时疫白喉捷要》

是我国最早用"白喉"命名的疫病专著。作者为湖南浏阳张绍修，撰于清同治三年（1864年）。该书计1卷，卷中首论白喉证治，次载验方，文字虽简略，但多是经验之谈。张氏指出：白喉"乃瘟疫恶症，必须详审外证，细察脉情，看明喉咙内外面边白多白少及大小厚薄，方可下药"。书中全面分析了白喉的特点，力辨本病与其他病症的疑似，正确地提出了消风解毒引热下行的原则。他所立的"除瘟化毒散""神仙活命汤"，与郑梅涧的"养阴清肺汤"一起被列为当时通治白喉的三个主要方剂。其后，不少论述白喉的著作都在此书理论和内容的基础上做了补充与提高，使白喉的辨证论治日趋完善。

（二十三）《吊脚痧方论》

痧病专书，1卷，清代徐子默手定。该书初刊年不详，据书后"跋"考证，成书当不晚于1839年。本书论述吊脚痧的病机、脉舌、辨证、用药、治疗、预防等多方面内容。辨析此病与霍乱之异同，并提出温经通阳为治疗大法。

《吊脚痧方论》对吊脚痧的论述较为系统、全面，可谓是中医第一部霍乱专著。据《全国中医图书联合目录》记载，该书自问世后，历经31次刊刻，足见其流传之广，影响之深远。而吊脚痧的病名，也在无数次刊印中，一度成为霍乱病名的俗称。

（二十四）《痢疾论》

痢疾专著，4卷，清代孔毓礼撰，刊于1752年。孔氏认为"瘟疫而外，惟痢疾最险恶，能死人于数日之间"，遂集前人有关方论，参以个人心得体会和临床经验编撰成书，书中对痢疾的病因、病证和辨证治疗论述颇详。全书共选收治痢方剂百余首，详其主治、方药及服用法，末附痢症诸药。

（二十五）《温病条辨》

温病通论著作，是温病学的重要代表著作之一，共6卷，系清·吴瑭撰，嘉庆三年（1798年）完成，前后花了六年时间。刊行之后，为医家所重，乃至翻刊重印达五十余次之多，并有王孟英、叶霖等诸家评注本，或编为歌诀之普及本。

《温病条辨》在清代众多温病学家成就的基础上，进一步建立了完全独立于伤寒的温病学说体系，创立了三焦辨证纲领，为温病创新理论之一。在温邪易耗伤阴液思想的指导下，吴鞠通倡养阴保液之法，并拟订了

下篇　疫病史籍

层次分明的温病治法方药体系，故《温病条辨》被称为清代温病学说标志性著作。

（二十六）《温热经纬》

为温病通论类著作，5卷，清代王士雄（孟英）纂于咸丰二年（1852年）。本书"以轩岐仲景之文为经，叶薛诸家之辨为纬"，故以"经纬"名书。书中选取《内经》《伤寒论》《金匮要略》有关热病的论述，以及叶天士、陈平伯、薛生白、余师愚等清代诸家温病条文，分卷分条辑录，并采用后世诸家的见解，参以王氏按语逐条注释析义。后人谓《温热经纬》为温病学之集大成者，并以之为学习温病学的入门之作。

《温热经纬》承前启后，对温病学做了较系统的整理和提高，基本反映了清末以前温病学说的发展水平，是后人了解温病学演变概况及深入探讨温热病理法方药的重要著作，被称为温病学之集大成者，并以之为研习温病学的入门之作，亦是温病诊治的重要参考书，流传颇广。

（二十七）《温热逢源》

作者柳宝诒（1842—1901），清末名医。该书卷上详注《灵枢》《素问》《难经》中有关伏气化温、伏气发温诸条，及张仲景著作中有关伏气化温热病证治、暴感暑热证治、兼感湿温证治诸条；卷中就周禹载温热暑疫、蒋问斋《医略·伏邪》篇、张石顽《伤寒绪论》温热各条及吴又可温疫等论，以己之按语并引成无己、张璐、尤怡、沈又彭、章楠、王士雄等诸家之说加以商榷辨驳，所按颇具卓见，评论医家亦极中肯綮；卷下讨论温病病机、诊断、诸证辨治等，对温热诸候及变证、挟证等辨释亦甚周详。作者于温病辨证主张须辨六经形证，且对吴鞠通三焦辨证持不同见解。书中间附医案，辨证用药审慎，常愈危重之疾，为温病学重要参考书。

《温热逢源》备受医家推誉，近代名医裘庆元称其"于温热证有独到之见地""书内论辨多有发人所未发"，于后世颇有影响，是温病学重要参考书。

（二十八）《时病论》

清代医家雷丰于 1882 年著成，为时病通论著作。该书为首部关于时病的专著，书中所言时病，是不同于瘟疫的一类因四时不正之气引起的季节性疾病。其书以"冬伤于寒，春必病温；春伤于风，夏生飧泄；夏伤于暑，秋必痎疟；秋伤于湿，冬生咳嗽"8 句为全书大纲，罗列各季的疾病、以及治法、方剂、作者的医案，书末附 13 篇医论。

《时病论》开时病专门研究之先声。论述的时病，又称时令病，也就是四季之中因为感受六气（风寒暑湿燥火）之邪所得的疾病。它虽然也有外感病的发热等症，但却不同于时疫，不至于流行传染。因此本书论述的时病，实际上是介绍瘟疫类疾病之外的季节性疾病。

（郑蓉　王梅）

下篇　疫病史籍

参考书目

1. 阮元. 十三经注疏. 北京：中华书局，1980.

2. 许慎，著. 段玉裁，注. 说文解字注. 上海：上海古籍出版社，1981.

3. 司马迁. 史记. 北京：中华书局，1959.

4. 班固. 汉书. 北京：中华书局，1962.

5. 范晔. 后汉书. 北京：中华书局，1965.

6. 陈寿. 三国志. 北京：中华书局，1959.

7. 魏收. 魏书. 北京：中华书局，1974.

8. 房玄龄. 晋书. 北京：中华书局，1965.

9. 姚思廉. 梁书. 北京：中华书局，1973.

10. 刘昫. 旧唐书. 北京：中华书局，1975.

11. 欧阳修. 新唐书. 北京：中华书局，1975.

12. 张廷玉. 明史. 北京：中华书局，1974.

13. 脱脱. 宋史. 北京：中华书局，1977.

14. 宋濂. 元史. 北京：中华书局，1976.

15. 姚思廉. 陈书. 北京：中华书局，1972.

16. 赵尔巽. 清史稿. 北京：中华书局，1977.

17. 王充. 论衡. 上海：上海人民出版社，1974.

18. 马端临. 文献通考. 上海：商务印书馆，1937.

19. 张仲景. 伤寒论. 北京：人民卫生出版社，1963.

20. 李昉，等. 太平御览. 北京：中华书局，1960.

21. 巢元方. 诸病源候论. 北京：人民卫生出版社，1955.

22. 佚名. 黄帝内经素问. 北京：人民卫生出版社，1963.

23. 张璐. 张氏医通. 上海：上海科学技术出版社，1963.

24. 王焘. 外台秘要. 北京：人民卫生出版社，1955.

25. 裘吉生. 裘吉生珍本医书集成. 上海：世界书局，1935.

26. 葛洪. 肘后备急方. 北京：商务印书馆，1955.

27. 周扬俊. 温热暑疫全书. 北京：科技卫生出版社，1959.

28. 杨璿. 伤寒温疫条辨. 上海：江东书局，1912.

29. 袁珂. 山海经校注. 上海：上海古籍出版社，1980.

30. 葛洪. 肘后备急方. 北京：商务印书馆，1955.

31. 万全. 痘疹世医心法. 康熙二十六年崔华据两淮见库明万历年藏板重修初刻刊行本.

32. 熊立品. 瘟疫传证汇编. 松园先生家塾藏板乾隆二十四年刊本.

33. 王楚堂. 痧症全书. 同治庚午仲夏重刊醻雅堂藏板刊本.

34. 徐大椿. 洄溪医案. 咸丰年海昌刊本.

35. 熊立品. 瘟疫传证汇编. 松园先生家塾藏板乾隆二十四年刊本.

36. 杨璿. 伤寒温疫条辨. 上海：上海江东书局，1912.

37. 莫枚士. 研经言卷二. 月河莫氏光绪五年初刊本.

38. 俞茂鲲. 痘科金镜赋集解. 光绪丙子年维扬教场大街李松寿号藏板刊本.

39. 朱纯嘏. 痘疹定论. 光绪乙巳年经元书室刻本.

40. 王孟英. 霍乱论. 含经室光绪戊子春校刻本.

41. 吴有性. 温疫论. 崇实书局光绪戊申年刊本.

42. 王肯堂. 古今医统正脉全书. 浙江书局光绪壬辰刊本.

43. 张子和. 儒门事亲. 见：古今医统正脉全书. 京师医局光绪三十三年重印本.

44. 董柏龄，武乃庚. 牛痘新书·种痘源流. 光绪戊戌年江津城内乐善堂藏板刊本.

45. 余伯陶. 疫症集说. 清宣统辛亥六月素盦初刻本.

46. 余伯陶. 疫症集说补遗. 清宣统辛亥六月素盦初刻本.

47. 伍连德，王吉民. 中国医史中译本. 中国中医研究院医史文献研究所资料室藏.

48. 中国中医研究院. 中国中医研究院三十年论文选. 北京：中医古籍出版社，1985.

49. 范行准. 中国预防医学思想史. 上海：华东医务生活出版社，1953.

参考书目

50. 张璐. 张氏医通. 上海：上海科学技术出版社，1963.

51. 张琰. 种痘新书. 上海：江东书局，1912.

52. 陈正祥. 中国文化地理. 香港：生活·读书·知新三联书店，1983.

53. 梁方仲. 中国历代户口、田地、田赋统计. 上海：上海人民出版社，1980.

54. 郭霭春. 中国医史年表. 哈尔滨：黑龙江人民出版社，1984.

55. 邓云特. 中国救荒史. 上海：上海书店，1984.

56. 李培浩. 中国通史讲稿. 北京：北京大学出版社，1982.

57. 梁浩材. 社会医学. 长沙：湖南科学技术出版社，1999.

58. 李庆坪. 医学史与保健组织，北京：人民卫生出版社，1957.

59. 余云岫. 流行性霍乱与中国旧医学. 中华医学杂志，1943，29（6）：283.

60. 伍连德. 中国霍乱流行史及其古代疗法概况. 同仁医学，1935，8（4）：320.

61. 张礼纲. 我国霍乱流行史略. 医事公论，1936，3（17）：12.

62. 李涛. 金元时代的医学. 中华医史杂志，1954，6（2）：93.

63. 医药评论.1931，50：47.

64. 袁贻瑾. 防痨运动. 医潮，1948，2（1）：2-19.

65. 杨焕周. 上巡按使禀. 中西医药报，1915，3：1-6.

66. 伍连德. 论中国当筹防病之方实行卫生之法. 中西医药报，1915，10：1-11.

67. 井村哮全. 地方志所载之中国疫疠考. 中外医事新报（日），1936，1233 号.

68. 井村哮全. 地方志所载之中国疫疠考. 中外医事新报（日），1937，1236 号.

69. 井村哮全. 中国疫疠考. 现代医学，1944，5（12）：27.

70. 石方珊. 中国卫生行政沿革. 中华医学杂志，1929，14（5）：36.

71. 李树芬.China Medical Journal，1913：226.

72.G.D.Gray.Summary of Medical Events in China During 1923，in H.G.W.Woodhead rd，The China Year Book，1924-5，The Tientsin Press，Limited，Tientsin，1925.